CENTRARSE

Sanders G. Laurie y Melvin J. Tucker

CENTRARSE

GUÍA PARA EL CRECIMIENTO INTERIOR

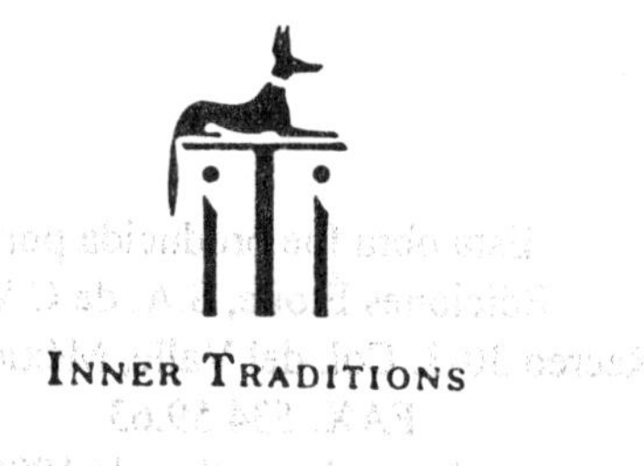

Lasser Press
Mexicana, s.a. de c.v.
México, D.F.

Título original: *Centering*
Traducción al español por: Eulalia María Moreno Jiménez
de la edición en inglés de Destiny Books,
One Park Street, Rochester, Vermont, USA.

Destiny Books es una división de Inner Traditions International

ISBN 968-458-501-2 (Lasser Press Mexicana, S.A. de C.V.)
ISBN 0-89281-420-9 (Destiny Books)

IMPRESO EN MÉXICO
PRINTED IN MEXICO

Esta obra fue producida por:
Ediciones Étoile, S.A. de C.V.
Recreo 30-3, Col. del Valle, México D.F.
FAX: 534.59.63
en el mes de octubre de 1998
La edición consta de 2,000 ejemplares.

Contenido

PRÓLOGO

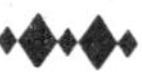

¿Meditación?

En los 70 la meditación era una práctica dudosa. La gente en general desconfiaba de su origen oriental y de los hippies y ocultistas que proclamaban sus beneficios. En el mejor de los casos, el público la consideraba una aberración de la práctica psíquica; y en el peor, una forma diabólica de conducir a individuos honestos hacia la pérdida de la fe y el más terrible de los pecados.

Sin embargo, algunos miembros destacados de la sociedad quedaron intrigados con sus afamados beneficios e intentaron aprender de los psíquicos la manera de meditar. Cuando los valientes novatos comenzaron a experimentar una mejoría en su vida se difundió la idea de que la meditación era la solución a los problemas de la era moderna.

El éxito de los neocreyentes en la curación de sí mismos y de los demás empezó a llamar la atención, y sus afirmaciones se vieron respaldadas por los libros acerca de la curación mediante la fe que escribieron famosos psíquicos como Catherine Marshall, Agnes Sanford, Olga Worrall y Ruth Montgomery. Los practicantes de la meditación citaban los escritos del padre Francis McNutt para refutar la idea de que la práctica de la meditación fuera anticristiana.

Varios doctores en medicina dieron fe de la legitimidad de la meditación y de su "subproducto", la curación, mediante lecturas y publicaciones. Tanto los artículos técnicos como los libros para el público en general del Dr. Henry K. Puharich tratan de su investigación acerca de las curaciones y los curanderos que utilizan sólo la fe. El libro del Dr. C. Norman Shealy describe un tratamiento nuevo para los pacientes con severos problemas de espalda; en él, el famoso cirujano habla sobre las operaciones de espina dorsal que realizó y la forma en que enseñaba a sus pacientes a meditar para eliminar el dolor. Junto con el Dr. Terry Friedman, el Dr. Shealy, más adelante, promocionó una combinación de meditación y medicación mediante la fundación de la Asociación para la Salud Holística.

Al mismo tiempo, otros doctores probaron el poder de la autocuración en diversos adeptos. El Dr. Elmer Green y sus socios de la Menninger Foundation de Topeka, Kansas, realizaron experimentos con el yogui holandés Jack Schwarz y el hindú Swami Rama; mientras que el Dr. Wilbur Franklin trabajó con el maestro del yoga norteamericano, Komar, en la Universidad del Estado de Kent.

Otras destacadas universidades contribuyeron además a que el público comprendiera el proceso de curación. El Dr. Herbert Benson de la Universidad de Harvard publicó *The Relaxation Response* en 1976. La Dra. Thelma Moss de la UCLA, el profesor Douglas Dean del Colegio de Ingenieros de Newark y la Dra. Shafica Karagulla de la Universidad McGill de Montreal, Canadá, maestros notables, dirigieron experimentos de laboratorio que demostraron la existencia de la energía curativa.

Añadiremos dos libros más, uno del Dr. Lawrence LeShan y otro del Dr. O. Carl Simonton, que elaboraron los métodos de curación del cáncer. El Dr. Simonton enseñaba, además de a los pacientes de su localidad, a personas de todo el mundo mediante cintas con instrucciones para autocurar esta temible enfermedad.

Existen otras enfermedades graves que se tratan de forma parecida mediante la meditación y la medicación, como el SIDA, que responde enseguida a esta poderosa combinación.

Esto no se ha realizado todavía debido, principalmente, a los prejuicios; la creencia de que los individuos que se contagian de SIDA "se lo tienen merecido" por su "desviación sexual" está muy arraigada en la conciencia pública. Hasta ahora los que sufren de SIDA han sido incapaces de combatir esta idea tan extendida. Sin embargo, saber por qué se contagia una persona supone la mitad del esfuerzo necesario para la autocuración; la otra mitad es encontrar el modo correcto de volver a programar el organismo de la persona que padece SIDA a fin de que vuelva a la salud. Por ahora puede parecer imposible que haya una cura, igual que parecía imposible batir el récord de los cuatro minutos por milla hasta que un atleta lo logró. En el momento en que una sola persona se cure mediante la meditación y la medicación, las demás podrán cambiar sus deficiencias por suficiencias inmunológicas.

El éxito que han tenido algunos al curarse de cáncer y de otras enfermedades terribles ha dado frutos. La autocuración, y la meditación que la promueve, han demostrado tener valor. La meditación se ha introducido dentro de la corriente de ideas del pensamiento moderno y los que desconocen sus técnicas están fuera del camino del progreso; es más, su desconocimiento les impide usarlas para lograr una vida más saludable y segura.

Centrarse es un libro destinado a proporcionar la base de las técnicas de meditación. Tiene un amplio alcance que logra sacar al lector del momento presente hasta conducirlo al punto en donde pueda manejar su mundo con facilidad. Es un proyecto de "hágalo usted mismo". A diferencia de otros programas de meditación no habrá nadie que rechace la personalidad del lector avergonzándolo en público; cualquier malestar referente a su situación será privado y personal y el lector podrá mantenerlo en secreto hasta que mejore. También podrá llevar su propio paso, tan despacio o deprisa como desee, estableciendo su propio plazo de tiempo.

El lector no necesitará mucho: unos cuantos minutos al día, la determinación de mejorar su vida y la persistencia para sobreponerse a los obstáculos a fin de convertirse en una persona integrada. Cuando se alcanza esta meta se descubre que los deseos materiales ya no ocupan el pensamiento y que tan sólo se trata de estar en sintonía con el Universo, lo cual proporciona todo lo necesario.

El efecto de la meditación es convertirse en un todo —descrito de otro modo como la integración psíquica, psicosíntesis o estado holístico—, aunque tal vez sea difícil de alcanzar. Muchos de nosotros ejercemos resistencia al cambio o no tenemos la suficiente determinación para lograr el éxito. No todo el que comienza un programa de esta naturaleza llega a completar el proceso de individualización (convertirse en un todo) inmediatamente. Algunas personas dejan de meditar y por tanto se privan de lograr un bien mayor. Incluso es posible que sobrevengan problemas peores. Cuando se tiene la necesidad de decir: "Cualquier cosa es mejor que continuar viviendo de esta manera" es cuando el éxito está asegurado. Los individuos que desean fervientemente cambiar perseverarán en la meditación y superarán todos los obstáculos.

Los que tienen necesidades menores se sienten tentados a mejorar un poco y luego dejarlo, o estancarse en un punto inferior al logro de la individualización. El estado psíquico del desarrollo en el cual se es capaz de utilizar la telepatía o cualquier otra habilidad psíquica es una trampa que despista a muchos. Pero antes de pasar a discutir estas habilidades vamos a examinar los pasos del programa de autoestudio.

Comenzaremos con un cuestionario que revelará nuestro modo de ver el mundo en el presente; después, aprenderemos los principios básicos de la meditación.

Al explorar estos principios básicos expondremos las actitudes o hábitos más frecuentes que van en detrimento del bienestar, y los modelos constructivos que conducen al holismo.

En los capítulos posteriores abordaremos las técnicas de meditación, así como diversos modos de mejorar la actitud frente a la vida. El capítulo de la curación comienza con los procedimientos para ayudar a los demás y termina con ejercicios de autocuración de enfermedades como el cáncer o el SIDA.

Una vez que se tiene la costumbre de meditar se pueden encontrar formas de desarrollar talentos que parecen nuevos pero que en realidad no lo son pues se han tenido desde siempre, sin saberlo. La exploración de las capacidades psíquicas ayuda a comprender por qué ocurren y de qué manera nos pueden ayudar a alcanzar la meta de nuestro estudio: la integridad de la persona.

Ya que la integridad personal es un asunto que abarca las veinticuatro horas del día, se explicarán los sueños y su importancia para el crecimiento psíquico y espiritual.

Terminaremos con un cuestionario que medirá el progreso realizado.

Todo esto se obtiene gracias a la meditación.

Básicamente *meditación* significa detener el pensamiento para encontrar dentro de uno mismo la solución a los problemas, la respuesta a las cuestiones o las alternativas a las circunstancias que nos preocupan. Las ventajas de meditar son muchas: su práctica reduce la tensión emocional, lleva a una expansión de la conciencia, se aprende fácilmente, eleva el talento que ya se posee y proporciona un entendimiento directo de lo que se conoce como PSI o PES.

PES significa percepción extra sensorial y PSI es una palabra inventada que significa lo mismo. Don Fabun, director de publicaciones de Kaiser Aluminum, expresó en *Dimensions of Change* que el PSI es en realidad un proceso o fuerza interior que sintoniza con la energía exterior proporcionando con ello un mayor poder. Y añade:

Parece que existe algo dentro del ser humano que no comprendemos. Una especie de fuerza cósmica trascendental que fluye dentro del cuerpo como si fuera una línea telefónica. Llámese Dios, PES o PSI, no importa la etiqueta que se le ponga. Sin embargo, no se hace uso de esta fuerza a pesar de que todas las culturas precedentes conocidas lo hacían. Temblamos solos en medio del frío viento de la tecnología, con un billete en la mano, teniendo al alcance el calor de nuestra mente. ¿Es que no se puede derribar el muro con la mente? ¡Imagine las delicias que existen del otro lado! ¿Se anima?

Lo que ahora se denomina PSI o PES ha existido durante generaciones, con lo que estamos poniendo tan sólo una etiqueta diferente a lo que ya existe dentro de la psique. En el progreso hacia un poder superior, o lo que en términos de Fabun sería "el calor de la mente", se pueden descubrir capacidades extrasensoriales como la telepatía, la clariaudición, la clarisensación, la clarividencia y la psicoquinesis.

La telepatía supone el conocimiento de circunstancias o sucesos que ocurren al mismo tiempo que se "recibe" la información. Es una especie de comunicación telefónica inalámbrica en la que usted y un amigo depositan mensajes en la mente del otro. Edgar Mitchell experimentó con la telepatía cuando estaba en la Luna enviando sus pensamientos a un receptor en la Tierra. Tal vez usted haya experimentado la telepatía mental sin darse cuenta, o quizá haya sabido algo antes de que un amigo o un pariente cercano se lo dijera. O quizás haya pensado en alguien y esa persona le haya enviado una carta o le haya hablado por teléfono al poco rato. La telepatía sucede demasiado a menudo para ser mera coincidencia y una vez que se reconoce se puede utilizar a conveniencia.

La clariaudición, la clarisensación y la más frecuente clarividencia se refieren respectivamente a escuchar, sentir o ver lo que ocurrió en el pasado o sucederá en el futuro en el momento presente o a distancia. Dichas experiencias aportan el conocimiento de sucesos remotos o desconocidos.

La retrocognición significa ver el pasado, mientras que la precognición se refiere a la profecía (predicción del futuro). Al principio puede resultar difícil identificar si un suceso pertenece al pasado, al presente o al futuro, y sentirse a gusto en una dimensión aparentemente sin tiempo. Pero con la perseverancia se logra esclarecer el entramado del tiempo.

La psicoquinesis es la habilidad de influir en los objetos mediante la mente: cambiar su voluntad, regular el tiro de los dados o voltear las cartas.

Cualquiera de estos fenómenos, que pueden suceder mientras se va en camino a la individualización, demostrará un progreso, una prueba que tal vez sea necesaria en cierto momento de la evolución. Pero no se deben buscar por sí solos. Si trata de convertirse en psíquico, medium, telépata o mago mental con los poderes de Uri Geller, el israelí que doblaba metales con la fuerza de la mente, sólo conseguirá un avance relativo. Aunque estos estados pueden parecer glamorosos, se puede llegar mucho más lejos utilizando estos misteriosos poderes extrasensoriales para perfeccionar la vida personal. Los talentos PSI, aunque parezcan raros o poco comunes, no son de ninguna manera sobrenaturales. Las leyes de la naturaleza ya están establecidas y son inmutables. Si aparentemente se rompen es porque dichas leyes universales tienen unos límites más amplios que abarcan más allá de lo que se suele llamar realidad. La incapacidad de utilizar la telepatía u otro fenómeno se debe a la falta del control mental necesario.

Por ejemplo, la levitación no atenta contra las leyes de la naturaleza. Se sabe que los santos y ciertos medium, como Daniel Dunglas Home (1833-1886) levitaban. Varios espectadores responsables describieron cómo Home flotó a través de una ventana y regresó por otra del mismo edificio. San Bernardo, Santo Domingo, Santa Teresa de Ávila y otros fueron observados mientras ascendían del suelo sin ayuda física. También ocurre la levitación en los fenómenos de *Poltergeist*. Si ciertos individuos pueden producir este efecto es que el hecho descansa dentro de la ley universal y que tan sólo requiere de una estructura mental correcta y ciertas circunstancias corporales para sobrevenir. Por tanto, cuando se intenta concentrar la mente en el proceso inconsciente que pone en marcha estas experiencias llamadas sobrenaturales se puede llegar a controlarlas conscientemente y descubrir que son, realmente, super-mentales. Los individuos centrados son los que logran este nivel de control y entienden que el logro no es un fin en sí mismo sino la guía para obtener beneficios mayores.

Sin embargo, la PES no se limita a lo extraño o poco habitual. Tiene muchos propósitos prácticos. Puede facilitar el dominio de nuevas materias, disciplinar la mente a fin de aprender sin esfuerzo y facilitar la memorización de lo que se aprende. La meditación y sus consecuencias le llenarán de alegría y le educarán como si asistiera a clases o siguiera un programa autodidacta. La educación es sólo parte de la vida, y la más valiosa es la que se refiere a la naturaleza psíquica o espiritual. Para obtenerla es necesario tener un control absoluto.

El siguiente requisito es el desear una vida mejor así como una carrera profesional exitosa. Se debe sentir como alguien importante que tiene una misión específica en la vida. Esta misión necesita que usted saque el mayor partido posible de su talento y sus cualidades. Ello se acelera al saber quién se es y cómo se reacciona, y aprendiendo a tomar el control del cuerpo, la mente y el espíritu. En consecuencia, la meditación resulta un viaje excitante en el cual se descubren no sólo las técnicas para explorar el ser interior sino también el modo de sintonizar con lo que algunos psicólogos creen que es el banco de información universal llamado inconsciente colectivo.

El inconsciente universal o colectivo reside más allá del inconsciente personal. Sólo conquistando el inconsciente personal se puede expandir el proceso mental y, por lo tanto, comenzar a utilizar más del 10 por ciento del cerebro, que es el uso normal según el psicólogo norteamericano William James.

La finalidad de la expansión es alcanzar un estado alterado de conciencia, para el cual cada persona puede encontrar un método conforme a su personalidad y necesidades: De hecho, en la actualidad abundan los periódicos y revistas que incluyen artículos sobre los métodos o técnicas para alcanzar "juntos, un solo pensamiento".

Algunos de estos métodos tienen siglos de antigüedad y simplemente se han adaptado al modo occidental. El yoga, por ejemplo, se ha traducido casi intacto y se ha vuelto tan popular que ya existen, en Estados Unidos, varios canales de televisión con programas de ejercicios de yoga. Muchos espectadores consiguen integrarse mediante el yoga, pero otros necesitan un método acorde con un horario más dinámico y un estilo de vida más agitado.

En los 70 y principios de los 80 la meditación trascendental y el Control de la Mente de Silva enseñaron las técnicas de meditación a miles de espectadores norteamericanos. Los estudiantes sintieron mucho entusiasmo acerca de lo que se ofrecía y estos programas se hicieron tan famosos como para salir en los periódicos *Time* y *Newsweek*. Pero la meditación transcendental destruyó su credibilidad cuando prometió que permitiría levitar a todo el mundo. Los meditadores serios se ofendieron al ver que su disciplina se usaba como juego de salón y la meditación trascendental no pudo cumplir su promesa. Aun así, el método de Control de la Mente de Silva ha permanecido como método viable para el aprendizaje de las técnicas de meditación.

Los cursos de meditación no resultan baratos; pueden costar cientos de dólares, siendo incluso un gasto fuera del alcance de muchos investigadores serios. De todos modos, mucha gente piensa que lo que se obtiene va de acuerdo con lo que cuesta o que cuanto más cueste, mejor será.

El análisis transaccional (AT), la terapia primaria y la terapia Gestalt han sido métodos alternativos de integración de la personalidad. Otros, como la psicosíntesis, el Arica y el Rolfing son menos populares que antes, aunque todavía resulten efectivos. Cada uno de ellos consigue su propósito con las personas que así lo desean. La retroalimentación, que analiza las reacciones corporales y ayuda a aprender a controlar el ser físico, ha mantenido su gran atractivo, tal vez porque en ella se utilizan máquinas y atrae a las personas inclinadas hacia lo científico.

Sin embargo, en general, la mayoría de la gente ha perdido el interés por gastar miles de dólares y años de su vida para buscarse a sí misma. Incluso las personas que aprenden los principios básicos de la meditación en cursos organizados seguirán por su cuenta tarde o temprano. La búsqueda del ser es un esfuerzo individual y cualquier técnica de elevación de la conciencia que no haga de su estudiante su propio gurú es una pérdida de tiempo y de dinero.

Todos damos el primer paso alguna vez y hay quien prefiere trabajar en grupo. Afortunadamente existen cientos de psíquicos dispuestos a enseñar meditación a un precio razonable. Un curso o dos, impartido por un maestro apropiado —o sea, que no pretenda colgarse permanentemente de sus alumnos— es una excelente forma de empezar. Pero recuerde que cuando terminen las clases se debe proceder por uno mismo.

Asimismo, puede comenzar de cero con un curso privado que denominamos *Centrarse: guía para el crecimiento interior.*

Repetimos: la idea de que sólo se obtiene algo cuando se paga por ello es una idea preconcebida e inculcada por la sociedad. En lo que se refiere a la elevación de la conciencia esto no es válido. Lo que se obtiene con la meditación depende de lo que la persona aporte en esfuerzo y persistencia, no en billetes. Estudiar con toda profundidad no trae ningún beneficio si no se siguen las normas. No se engañe por el bajo costo de la técnica de *Centrarse*: está demostrada, miles de estudiantes —de TM, Control Mental de Silva y graduados en yoga, entre otros— han aprendido este método y se han beneficiado enormemente. Muchos de ellos han escrito sus experiencias, incluso algunos han dado a *Centrarse* el crédito de haber salvado su salud mental o haberlos prevenido de cometer suicidio. Pero la mayoría habla de cómo la meditación los ha hecho capaces de curar sus enfermedades (especialmente el cáncer) o bien —si es que aprendieron a meditar cuando su enfermedad estaba demasiado avanzada— a controlar el dolor y mejorar la calidad del resto de su vida. El éxito obtenido por los que han logrado curarse de cáncer puede pavimentar el camino para la obtención de los mismos resultados con el SIDA.

Además de efectiva, la técnica de *Centrarse* es segura. Pierda cuidado de que vaya a extraviarse o a atraer "entidades" perjudiciales. Las historias de terror que se ven en la televisión acerca de las personas que padecen de obsesiones o que son poseídas por el demonio son en su mayoría irreales. Las pocas personas que podrían denominarse "obsesionadas" o "poseídas" suelen llegar a ese estado al intentar utilizar las capacidades psíquicas con propósitos equivocados. No se puede y no se cometerá ese error si se siguen los pasos descritos en *Centrarse*.

Dado que cada persona tiene diferente nivel de entendimiento, o funciona mejor según diferentes perspectivas, aquí se ofrecen diversas técnicas de meditación. Pruebe con cada una y seleccione la que se ajuste mejor a su temperamento y necesidades. Pero sea flexible, ya que según vaya avanzando irá necesitando diferentes ejercicios de meditación.

Ya está listo para decidir si va a tomar el curso. Si lo usa como autoestudio en lugar de trabajar en grupo puede ir a su propio paso. Las cuestiones que le surjan puede resolverlas mediante su subconsciente o leyendo trabajos realizados al respecto. Al principio quizás desee comentar sus experiencias con los amigos que también estén leyendo *Centrarse* o tal vez quiera trabajar en privado con ellos. Esto se debe hacer sólo al comienzo. Una vez que ahonde en el trabajo interior es mejor que guarde sus experiencias para usted mismo y confíe en su subconsciente respecto a la ayuda que pueda necesitar.

Las ventajas del autoestudio son muchas. Al concentrarse en su ser interior no se distraerá con los de los demás. Muchos de los más famosos místicos y psíquicos de todos los tiempos fueron autodidáctas. Entre los cristianos están: San Francisco de Asís, autor de una de las oraciones que utilizaremos; San Juan de la Cruz y Santa Teresa de Ávila, cuyas instrucciones escritas pueden encontrarse en *Noche oscura del alma* y *El castillo interior* respectivamente; Descartes y Therese Neumann. Los místicos hindúes son: Lahiri Mahasaya, Ananda Moyi Ma y Giri Bala. En todos los casos —ya sean cristianos u orientales— resulta difícil determinar qué parte de su conocimiento fue autodidacta y qué parte fue aprendida de sus respectivas religiones. En cualquier caso, su aprendizaje hubo de ser escaso ya que sólo los antes mencionados, y unos cuantos individuos espirituales más, fueron capaces de "trascender" y proclamar dones inmortales. Tal vez lo habrían conseguido otros además si la religión y el gobierno hubieran sido más tolerantes con los que trataron de elevar su espiritualidad por sí mismos —especialmente durante los siglos XVI y XVII en Europa, en los que las autoridades hicieron matar a miles de personas por practicar la "brujería".

Los tiempos han cambiado. En el continente americano, por lo menos, la búsqueda privada trascendental ya no es considerada excéntrica ni fuera de lo normal. Los seres humanos son libres de buscar lo mejor por sí mismos y lo que lograron unos cuantos en experiencias trascendentales se puede repetir. La capacidad de romper los lazos que consideramos realidad no se limita a unos cuantos elegidos. Todos y cada uno tenemos esta capacidad; sólo se necesita intentar alcanzarla, trabajar para hacerse merecedor de poseer una conciencia más elevada y perseverar hasta lograrla.

Los métodos que usaremos son tan positivos y eficaces como los que utilizan los Alcohólicos Anónimos. En realidad, los miembros de AA que ya hayan aprendido a autodisciplinarse pensarán que las técnicas de *Centrarse* son un seguimiento perfecto de los procedimientos de AA e igual de seguras y rápidas a la hora de mejorar su vida.

Esto no quiere decir que todo el que empieza el trabajo lo termina y por tanto consigue estar verdaderamente centrado. Todos poseemos la capacidad, pero algunos no sienten la necesidad de lo que se llama holismo o individualización. No hay nada malo en probar un poco y después cada quién decidirá por sí solo. Los que estén interesados en la meditación pero no se sientan impulsados a cambiar podrían muy bien leer los siguientes capítulos como si fuera una historia interesante y quizás más adelante vuelvan a leerlo y comiencen a trabajar en el curso.

Los que sinceramente desean beneficiarse con la integración de sí mismos harán bien en leer un capítulo y poner en práctica las sugerencias antes de continuar con el siguiente.

Con todo esto en mente comencemos a ser más de lo que nunca habíamos soñado.

(Margaret) Sanders G. Laurie

1

Las ondas cerebrales
y la meditación

◆◆◆

La meditación, que podríamos definir simplemente como un ejercicio en el cual uno centra su atención en sí mismo, no es un descubrimiento moderno. Se ha practicado durante siglos y en la tradición cultural occidental tuvo su inicio probablemente con los egipcios, que la utilizaban con propósitos religiosos desde el año 400 antes de la era cristiana hasta la decadencia de su civilización. Los antiguos hebreos meditaban también y la primera mención de esta práctica se encuentra en el Antiguo Testamento concerniente a Isaac, quien "fue a meditar al campo por temporadas" mientras esperaba la llegada a su reino de su prometida, Rebeca (Gen. 24:63). Más adelante en la historia, Josué instruyó a su pueblo diciendo: "Este libro de leyes no saldrá de su boca, sino que deberán meditar día y noche para que puedan observar las normas según lo que está escrito: y así serán prósperos y tendrán éxito." (Josué 1:8). Los salmos contienen varias referencias a la meditación, en particular el salmo 119 que recalca la importancia de meditar "sobre los preceptos" (Salmo 119:15, 23, 48, 78, 148).

Los primeros cristianos meditaban con frecuencia y en esos tiempos debió ser una práctica generalizada ya que Jesús decía: "Confíen en su corazón, no mediten hasta que él les haya hablado" (Lucas 21:14) y Pablo encargó a Timoteo "meditar entregándose por completo ya que la profecía puede sobrevenir a cualquier persona" (1 Tim. 4:15). Más adelante la práctica de la meditación quedó confinada a los integrantes de las órdenes religiosas, entre ellos la española Santa Teresa de Ávila, quien, en su obra *El castillo interior*, describe los estados por los que se ha de pasar en el camino hacia Dios, mediante la meditación. Este testimonio, fechado en 1557, fue continuado por el humilde hermano Lorenzo, que se volvió carmelita en París en 1666 y cuyas cartas indican que practicó la meditación en todo momento.

La meditación, no obstante, no se limitó a los religiosos. Muchas personas la utilizaron y se beneficiaron de ella cuando comprobaron que sí funcionaba.

Desde luego que nadie sabía exactamente cómo sucedía, y sus defensores, como Santa Teresa y el hermano Lorenzo, fueron capaces de transmitir sus conocimientos tan sólo guiándose de sus experiencias particulares. Sin embargo, en la actualidad, se está empezando a vislumbrar el porqué y en qué circunstancias puede lograrse un estado alterado de la conciencia, como en la meditación, y por ello se acepta como una función natural de la mente.

Los ritmos alfa

El Dr. Hans Berger, psiquiatra alemán, realizó algunos experimentos en 1920 en los que conectó el cerebro de los pacientes a un electroencefalógrafo. Descubrió que el cerebro de los pacientes emitía vibraciones de diferente frecuencia y naturaleza, pero, por temor al ridículo, omitió esos datos. Cuando por fin publicó los resultados en 1929, el mundo supo que el cerebro emitía oscilaciones de un rango entre 8 y 13 ciclos por segundo. Berger las llamó ritmos alfa. W. Grey Walter explica en "The Electrical Activity of the Brain", que los ritmos alfa "se pueden identificar según la parte del cerebro de donde provengan; casi siempre son más largos en la parte posterior de la cabeza en donde las señales nerviosas de los ojos llegan hasta el cerebro. Suelen ser largos y más regulares cuando la persona tiene los ojos cerrados y no está pensando." El patrón que identificaba el momento en que los seres humanos usan cada uno de los cinco sentidos y producen de 13 a 18 vibraciones por segundo se denominó ritmo beta. Una frecuencia de 5 a 8 vibraciones por segundo fue denominada theta y por debajo de 5, ritmo delta.

Lo que significa que siempre que están involucrados los cinco sentidos se producen 13 o más vibraciones cerebrales por segundo, un ritmo muy rápido. Cuando se cierran los ojos o cuando se está relajado se pueden reducir las vibraciones a un ritmo de entre ocho y trece. O sea, si se eliminan los estímulos sensoriales se llega a un estado en el que la mente es capaz de tener percepciones extrasensoriales. Si vamos un poco más lejos, a los niveles delta o theta se desciende al sueño, tal como han descubierto los investigadores.

Los sucesores científicos de Berger estudiaron electroencefalogramas de recién nacidos, con la finalidad de encontrar las claves del enigma acerca de los cambios en los patrones cerebrales, y descubrieron que los bebés emiten ritmos delta durante el sueño, los niños de un año emiten ondas theta de cinco o seis oscilaciones y los de dos y tres años empiezan a desarrollar los ritmos alfa continuando hasta los siete u ocho años en que las ondas beta se vuelven dominantes. W. Grey Walter confirmó estos resultados en sus propias investigaciones científicas.

Se pueden observar los efectos si se estudian niños de entre dos y siete años de edad en el momento en que funciona principalmente el nivel alfa. Durante este último los infantes son verdaderas esponjas que absorben la información: pueden escuchar un comercial de la televisión y repetirlo inmediatamente. Su insaciable curiosidad surge con frecuencia con una serie de preguntas que logran acabar con la paciencia de los adultos. Sus adelantos suelen ser muy notables y sus observaciones dejan asombrado a su auditorio. Un niño de cuatro años, por ejemplo, tenía un agujero en el calcetín y cuando le preguntaron dónde estaba la tela que cubría su talón contestó enseguida "que se había ido por el desagüe". Cualquier chiquillo de más de siete años habría tenido problemas en contestar esta cuestión —como le pasaría a un adulto— ya que después de los siete años se pierde la percepción característica del nivel alfa. Se echa la culpa a la escuela y a los sistemas educativos; sin embargo, en la actualidad parece que los ritmos beta son en realidad los culpables pues las personas que funcionan en el nivel beta reaccionan al mundo mediante los sentidos en vez de pensando, resolviendo los problemas o creando un nuevo mundo, como se haría en el estado alfa.

El ritmo alfa, por tanto, tiene grandes implicaciones respecto al aprendizaje, en particular en las sociedades industrializadas como la nuestra. Nos hemos convertido en una sociedad verdaderamente "sintonizada", "prendida", inmersa en los estímulos sensoriales, de un modo tal que hemos olvidado cómo emplear las facultades mentales a plena capacidad. En la calle o en la playa se ve sobre todo a los jóvenes con audífonos o grabadoras a todo volumen. Los adultos no están mejor ya que después de pasar el día reaccionando a estímulos sensoriales —conversaciones, llamadas de teléfono o ruido del tráfico— se desploman ante su aparato de televisión dispuestos a pasar una velada plena de bombardeos sensoriales. No es de extrañar que tantos individuos pertenecientes a las sociedades industrializadas sufran de enfermedades relacionadas con el estrés. Se niega el funcionamiento natural del cerebro, el cuerpo resiente esa pérdida y de ese modo la mente no es capaz de resolver ningún problema.

La meditación nunca ha sido tan necesaria como en la época presente ya que para meditar es imprescindible abandonar los cinco sentidos y sumergirse en un "mundo interno". Con ello, el cuerpo se relaja y el cerebro se desacelera hasta llegar al nivel alfa. Después de un descanso el cerebro es capaz de volver a tomar su actividad beta normal con renovado vigor para que el cuerpo y el espíritu puedan —por lo menos temporalmente— estar sintonizados con la mente.

Llegar al estado alfa espontáneamente

Este proceso puede y suele ocurrir espontáneamente; por ejemplo, en los momentos en que se está inmerso en la lectura de un libro, en los propios pensamientos o en alguna actividad al aire libre que requiera de una sacudida para regresar a la "realidad". Este estado de absorción es un alfa incontrolado y mientras se mantenga, se puede aprender con rapidez y aplicar este nuevo conocimiento para resolver problemas, recapacitar sobre algunos conceptos o generar nuevas ideas. En resumen, el nivel alfa es el momento en el que se tiene el pensamiento real. En el nivel beta se opera con los cinco sentidos enfrentándose al ambiente exterior, pero en el ritmo alfa se desintonizan los estímulos externos y se centra la atención en un pensamiento o tema determinado. Es más, una vez que se ignoran los sentidos tienen lugar ciertos cambios en el organismo: la respiración y el ritmo cardiaco se aminoran y se está más relajado.

Hay diversos métodos para alcanzar el nivel alfa. Las religiones orientales tienen métodos con siglos de antigüedad que requieren de años de práctica para que su uso sea eficaz. Por ejemplo, el yoga. Dentro de los métodos actuales del mundo occidental se incluye la retroalimentación: un entrenamiento del cuerpo para que reaccione a las señales emitidas por una máquina. Ambos son saludables aunque el método oriental requiere de demasiado tiempo para una cultura tecnológica y la retroalimentación depende de un equipo muy costoso que no resulta asequible por lo general. Afortunadamente existe una alternativa natural que necesita tan sólo un poco de tiempo y esfuerzo: la meditación.

Lo que vamos a describir no es hipnosis, ya que ésta es un estado alterado de conciencia que debe evitarse. Durante la hipnosis el sujeto entrega el control de la conciencia a algo externo y abre su ser a sugestiones que podrían ir en su contra. No es necesario entregar el autocontrol. En realidad, existen muchas razones para mantenerlo, ya que las técnicas de meditación requieren que el sujeto esté plenamente consciente de lo que pasa y de los resultados obtenidos mientras trabaja en el subconsciente para lograr sus propósitos.

Describiremos primero el procedimiento y al final del capítulo, enumeraremos los pasos a seguir en el orden adecuado.

Posición del faraón

Comience por sentarse en la posición que usaban los faraones del antiguo Egipto. Las posturas orientales de cruzar las piernas en posición de loto se pueden usar si resultan cómodas, pero se recomienda estar sentado ya que así se puede practicar sin atraer la atención de los demás —y podría ser que en el futuro le convenga meditar momentos antes de una reunión o un viaje en avión o en tren.

La posición del faraón es muy sencilla: siéntese en una postura agradable en una silla de respaldo recto para que su columna esté derecha desde la cadera hasta la cabeza. (Yacer acostado también permite tener la columna derecha pero no se recomienda ya que conduce al sueño y no es apropiado para meditar en público.) Coloque los pies firmemente sobre el suelo, a ambos lados, con una mano vuelta hacia abajo sobre un muslo y la otra hacia arriba sobre el otro muslo.

No ponga atención a su cuerpo. A fin de conseguir el efecto deseado de conciencia relajada para una buena meditación, es mejor aflojar cualquier tipo de ropa ajustada y si es posible quitarse los zapatos. Tal vez desee también reducir las luces de la habitación dejando una suave luz de lectura hasta que domine las instrucciones.

Planee meditar cada día aproximadamente a la misma hora y en el mismo lugar. Sin embargo, si esto no le es posible, no se desanime, ya que breves intentos, varias veces y en diferentes lugares, es mejor que nada en absoluto.

En ese momento cierre los ojos y tome conciencia de su cuerpo. Detecte las tensiones. Relájese lo más posible y tense los dedos de ambos pies. Intente tensar los dedos y nada más. En donde ponga atención, podrá imponer la tensión; así pues, enfoque todos sus sentidos en los dedos y sienta la tensión en ellos. Manténgala durante unos segundos y después relaje los pies. Note la diferencia entre la tensión y la relajación.

Repita el proceso con las pantorrillas: tense y observe, y relaje y observe.

Repítalo con los muslos, y después suba por todo el cuerpo tensando, observando, relajando y observando: en el abdomen, el pecho, las manos, los brazos y toda la cabeza. Concluya tensando y relajando todo el cuerpo a la vez.

Entonces haga que su cuerpo se afloje como si fuera un muñeco de trapo. Respire suavemente. No fuerce la respiración, pero póngale atención. Si se excita y comienza a respirar rápidamente o con intensidad, relájese un momento, piense en algo agradable y después vuelva a empezar el ejercicio de respiración.

La respiración

La respiración es la clave de cualquier estado alterado de conciencia. Es una forma de intercambio con el mundo que le rodea. Cuando respira, el mundo entra dentro de usted y cuando exhala, lo deja salir. Este proceso es natural. No tiene que pensar en respirar ya que es un acto involuntario. Ahora, sin embargo, va a utilizar la respiración para mostrar parte de su mundo. Mientras exhala dejará que su ser se hunda en su mente. Para ayudarlo en este descenso cuenta con un elevador privado. Si sufre de claustrofobia baje por una escalera. Más adelante será capaz de curar ese miedo mediante la reprogramación, pero por el momento escoja lo más fácil para usted. Cuando las puertas del elevador se cierren empiece a contar hacia atrás descendiendo al exhalar y deténgase en cada piso al inhalar. Ascenderá al contrario: subiendo cuando inhale y deteniéndose cuando exhale. Como ayuda, vea el número del piso en el que va descendiendo. Haga que se ilumine tres veces ante sus ojos y véalo las tres veces.

A medida que se vaya relajando para comenzar su viaje en elevador, recuerde que no está haciendo nada que se considere raro o extraño. Simplemente está usando un concepto que muchas personas inteligentes de todos los tiempos han utilizado para mejorar su vida. Sólo se ha actualizado la mecánica de la técnica y ésta es temporal. Pronto será capaz de prescindir del ascensor privado y sumergirse naturalmente en el estado de meditación. Pero por ahora utilice las instrucciones resumidas al final del capítulo.

Instrucciones que uno debe darse a sí mismo

Una vez que se familiarice con el procedimiento básico y pueda entrar y salir del estado alfa sin seguir las instrucciones, está listo para su primera experiencia. Si dispone de un equipo grabe sus instrucciones. Asegúrese de relajar la garganta antes de grabar y hágalo despacio. Su voz se irá haciendo cada vez más profunda, suave y relajada permaneciendo en silencio durante largos periodos de tiempo. Si no dispone de equipo de grabación dése las instrucciones interiormente de la misma manera, recordando que debe permanecer relajado y detenerse con frecuencia. Memorice el orden general de los pasos pero no se preocupe si no usa las palabras precisas, excepto de los pasos 2a y 2b en adelante; más bien concéntrese en la experiencia misma. Por encima de todo, relájese, sabiendo que en pocas sesiones el procedimiento se convertirá en algo automático y lo recordará sin presionarse.

Cuando esté listo para el descenso inicial, reduzca la luz de la habitación, afloje la ropa entallada y siéntese en una silla, con la espalda derecha desde la cadera hasta lo alto de la cabeza y las manos descansando en los muslos. No cruce las piernas ni se agarre las manos.

Comience con los ejercicios de tensión-observación, relajación-observación, empezando por los tobillos y siguiendo hasta la cabeza. Concluya tensando todo el cuerpo a la vez, observando la tensión y la relajación subsecuente. Si comienza a sentir tensión o incomodidad en cualquier parte durante la meditación dé la orden de relajarse diciendo, por ejemplo, "relájense hombros" o "relájate pierna".

Comencemos. Cierre los ojos. Cierre la boca y respire por la nariz.

1. Entre a su elevador privado, vea cómo se cierran las puertas. Inhale. Exhale y prepárese para descender desde el 5, 5, 5. (Visualice y repita los números.)
   Inhale. Exhale y descienda suavemente al 4, 4, 4.
   Inhale. Exhale y baje flotando hasta el 3, 3, 3.
   Inhale. Exhale y descienda suavemente al 2, 2, 2.
   Inhale. Exhale y descienda al 1, 1, 1.
   Inhale. Exhale y flote suavemente al B, B, B.

2. Las puertas de su ascensor se abren y entra en un pozo de luz que brilla y le ilumina desde arriba.

   a. Diga: Estoy en el estado óptimo del ser.

   b. Diga: En este estado yo y solamente yo podré controlar mi mente. Nadie ni nada podrán controlar mi mente.

   c. Con los ojos cerrados todavía, imagine que hay frente a usted una pantalla. La superficie puede ser blanca u oscura, pero dibújela con los ojos de su imaginación. Después deje que se sucedan las imágenes, que se crucen en la escena. Serán los pensamientos que normalmente surgen como imágenes.

   d. Después de unos cuantos minutos borre la escena y enfóquese en el fondo blanco. Si algún pensamiento pretende cruzar su escena mental no luche ni se resista, déjelo pasar. Con firmeza pero suavemente devuelva la blancura a su película.

   e. Mantenga la escena en blanco lo más posible y después diga: Ahora estoy en el estado óptimo del ser. (Pausa.) En este estado estoy completamente relajado. (Pausa.) Cada parte de mi cuerpo está relajada en este instante.

   f. Diga: En este estado óptimo del ser absorbo la energía de la atmósfera. (Larga pausa, que será identificada más adelante como L.P.) Cuando salga de este estado estaré completamente refrescado como si hubiera salido de un sueño nocturno profundo, o descansado después de un mes de vacaciones en mi lugar favorito. (L.P.)

   g. Diga: Mi cuerpo se sentirá como recién hecho y cada parte de él funcionará perfectamente. (L.P.)

h. Diga: Mi mente se abrirá al aprendizaje y todo lo que vea, oiga o lea lo entenderé y lo usaré. (L.P.)

i. Diga: Estaré rebosante de energía. (L.P.)

j. Diga: Estaré lleno de alegría, una alegría que durará varios días. (L.P.)

Rece una oración de agradecimiento por estas bendiciones y entre en su elevador privado de vuelta al nivel de vigilia.

1. Las puertas del elevador se cierran y usted inhala y asciende suavemente al 1, 1, 1.

   Exhale. Inhale y suba al 2, 2, 2.

   Exhale. Inhale y flote suavemente hasta el 3, 3, 3.

   Exhale. Inhale y suba al 4, 4, 4.

2. Las puertas del elevador se abren y sale, chasquea los dedos y se despierta sintiéndose muy bien.

Quizás haya notado que se descienden seis pisos pero se asciende sólo hasta el cuarto. Esto se hace a propósito ya que la mayoría de las personas funciona en un nivel beta alto (por ejemplo, con oscilaciones cerebrales por encima de las trece por segundo del punto inferior de la escala beta). Es preferible estar en un nivel beta bajo cuando se emerge de la meditación. El cuarto piso sirve como recordatorio.

Esta es la estructura básica de la meditación. Se pueden añadir varios ejercicios a estos básicos según se vaya progresando, pero estas instrucciones no se repetirán en los siguientes dos capítulos. Después, revisaremos y aligeraremos el procedimiento. Por tanto, sería conveniente que marcara esta página para que la pueda encontrar enseguida. Además, familiarícese con los pasos aunque no tenga que decirlos en voz alta. A pesar de que es recomendable seguir el orden de las instrucciones al principio, no es necesaria la terminología exacta. No hay nada mágico o sagrado en las palabras. No harán nada excepto actuar como guía. Los pasos, no obstante, se deben seguir al pie de la letra ya que se han diseñado especialmente para proporcionar la ruta más rápida para el dominio de la técnica. Si se olvida de un paso, no importa, no se asuste. Puede recordarlo en su siguiente meditación. Lo que es importante es que se relaje tanto como le sea posible durante las sesiones iniciales. Preocuparse de las palabras o el orden de los pasos es indiferente para relajarse.

Es más, debe repasar las instrucciones y dejar largas pausas entre ellas. La lentitud es particularmente importante para lograr el éxito. En un estado alterado de conciencia no se debe ser presuroso. Debe dejar que la mente tenga tiempo de escuchar, aceptar y pasar las ideas al subconsciente. Igual que usted se hunde en la meditación, las instrucciones deben hundirse en el subconsciente.

Durante este primer intento tal vez se haya sentido un poco rígido o incluso ridículo. No permita que esto le interrumpa. Todas las incomodidades se desvanecerán si es persistente. Así también lo hará cualquier reacción corporal que pueda experimentar. El aturdimiento es un buen ejemplo; algunas personas se ponen tan ansiosas durante las primeras meditaciones que se quedan impresionadas, o tienen tanto miedo de perder el control que no pueden "descender a B". Estas sensaciones desagradables cesarán cuando aprenda a relajarse y a respirar suavemente. El apresurarse a entrar o salir de alfa o de la respiración lenta inadecuadamente da como resultado cierta confusión o incomodidad. Aprenda a respirar a un ritmo que no suponga ninguna tensión para su cuerpo.

De otro modo su cuerpo se resistirá al estado alfa desde el principio. Por ejemplo, si ha tenido un dolor de cuello persistente tal vez se le agudice durante la meditación; en realidad, el cuello se resistirá a cualquier intento de relajarlo. Acéptelo, sabiendo que en unas cuantas sesiones el dolor de cuello y cualquier otra dolencia desaparecerán.

Exclusión de los sentidos

Hemos descrito el estado alfa o la experiencia de la meditación como algo que de cierto modo excluye la percepción de los sentidos. Las reacciones del cuerpo durante los primeros intentos pueden indicar lo contrario. El sentido del oído se puede agudizar y le hará capaz de oír ladrar a los perros del otro lado de la ciudad. El sentido del olfato o el gusto pueden exaltarse en lugar de atenuarse. Aunque sorprenda, esto es normal. Ocurre porque el cuerpo le ha convencido (o usted se ha convencido) de que tiene el control. No lo logrará hasta que no aprenda a domesticarlo, como sucederá en las lecciones siguientes.

Tras las primeras meditaciones algunas personas han descrito el haber visto ante sus ojos cerrados un mar de caras. Otros han mencionado una explosión o un remolino de colores.

No se debe esperar ninguna de estas reacciones. No se puede anticipar que durante la meditación vaya a tener lugar ningún fenómeno específico simplemente porque otro ser humano lo haya experimentado. Cada individuo reacciona a su manera. Esperar algo es limitarse. No obstante, si se ven imágenes, como la de los rostros, hemos de asegurar que no es nada raro ni alarmante. Es más, no tienen importancia; ignórelas, déjelas pasar tan suavemente como vinieron ya que las verdaderas visualizaciones de su trabajo en alfa yacen por debajo de éstas.

Compartir la experiencia

Si alguno de sus amigos está estudiando estas líneas tal vez le apetezca comentar el primer viaje con el fin de compartir la experiencia. Es comprensible y podría ser de mutuo beneficio. Sin embargo, después de la novedad, y una vez adentrado en el proceso —como estará después de un par de semanas de meditación diaria— es mejor mantener las experiencias para uno mismo para no debilitarlas. Los caminos de la percepción son solitarios. Guarde los detalles de su viaje para usted si desea avanzar. No obstante, si encuentra algún bloqueo inicial, sería de gran ayuda que lo comentara con los demás.

Ahora ha dado el primer paso hacia la conversión holística, lo que significa llegar a un punto en el que el cuerpo, la mente y el espíritu funcionan en perfecta armonía. Todo lo que encuentre en la meditación será para su beneficio. Será recompensado con la creencia en un poder más elevado, si es que en la actualidad no la tiene, con firmes convicciones religiosas, si tiene fe, y con la alegría de vivir en un mundo en el que usted se amará a sí mismo y al resto de los seres humanos.

Para ayudarlo a conseguir estas metas repase este capítulo detenidamente. No se apresure a leer el siguiente capítulo hasta que haya llevado a cabo lo anterior. Después, antes de resumir su estudio o lectura, haga una lista de las cosas, circunstancias, experiencias o características humanas de usted o de los demás que le hacen ser infeliz. Cuando complete su lista "negativa" apunte todo lo que le hace feliz. Ponga las listas en el mismo lugar para que pueda tener referencias más adelante. Las necesitará en el tercer capítulo y también para observar su progreso después de haber completado el estudio de la meditación.

Haga ahora mismo su lista. Además comience a meditar por lo menos una vez al día durante el espacio de tiempo que le sea más cómodo. No se angustie por la duración de sus meditaciones ya que serán cada vez más largas a medida que vaya haciéndose más experto.

Por encima de todo relájese. Está usted en buenas manos: las del más alto poder universal, que le han traído a este momento en el que puede empezar a crecer.

2

Perfil de actitud 1

Al principio de una nueva aventura es mejor ir llevando notas para poder comprobar más adelante el progreso realizado. Mediante este estudio nos haremos conscientes de cómo percibimos el mundo.

El famoso psiquiatra suizo Carl Jung creía que todos los seres humanos adoptan una orientación dominante en su forma de ver las experiencias, o sea, que cada persona percibe el mundo según su forma particular. Jung identificó cuatro maneras en las que responde la conciencia al ambiente: pensamiento, intuición, sentimientos y sensaciones, e ilustró estas funciones, por denominación suya, de la siguiente manera:

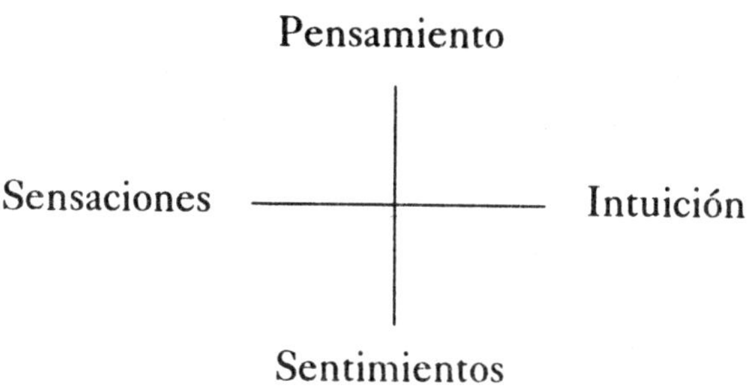

Aunque el pensamiento esté en la parte superior del diagrama no es porque sea mejor que las demás funciones, sino sólo una de las cuatro adaptaciones psicológicas, igualmente válidas. Por supuesto que todos usamos tarde o temprano todas estas funciones y resulta difícil determinar cuál está controlando nuestras reacciones ante los estímulos. De todos modos, una de estas funciones en particular ejerce mayor control y es asistida por otra secundaria o auxiliar, adyacente a ella en el diagrama.

El perfil de actitud que sigue a continuación se ha diseñado para ayudar a identificar el tipo de función dominante. Las situaciones descritas se han orientado de un modo general para que puedan aplicarse a personas de gustos y culturas diferentes de todo el mundo. Además, son básicamente simples, y rogamos que no se añada ningún factor que pueda complicarlas o que pudiera influir en la respuesta. Naturalmente, podrá pensar en circunstancias más plausibles o mejores soluciones, pero éstas quizás no indicarían la forma en que usted se orienta en este momento en particular.

Ninguna respuesta es correcta o errónea. No existen los absolutos, una respuesta es tan válida como otra. Sus respuestas no reflejarán su moralidad, la forma en que se siente respecto a los demás, ni rasgos de personalidad laudables o deleznables. Cada una sencillamente aislará la manera específica en que usted ve y reacciona ante el mundo.

En muchos casos no existen diferencias *claras o tajantes* entre las opciones por lo que pedimos que seleccione la respuesta que podría ser la *más* apropiada para usted en una situación dada. Intente evitar consideraciones ajenas, como, por ejemplo, si el individuo involucrado pudiera mejorar o empeorar su carrera, en qué manera él o ella sería *realmente* importante para su futuro o su presente, o si su relación con la persona afectaría su decisión. En resumen, sea lo más objetivo que pueda.

Cuando haya seleccionado una respuesta escriba la letra que la identifica en la parte blanca que está al final o en una hoja de papel que pueda conservar para contrastar los resultados con el test que hay al final de este curso. Por favor responda *todas* las preguntas. Si en alguna no hay ninguna respuesta que se acople a sus ideas con exactitud elija la respuesta que más se parezca a su modo de pensar.

Perfil de actitud

1. En una cena, la persona a la que usted ama se decepciona de lo que pidió y hubiera deseado haber ordenado lo mismo que usted. Usted tiene una porción bastante grande y la comparte porque:

   a. se acuerda de una vez en la que le ocurrió lo mismo

   b. la comida, evidentemente, es más importante para el otro que para usted.

   c. el disfrute de su compañero en este momento es más importante que la comida para usted.

   d. él o ella no desea tanto la comida como estar seguro de su apoyo.

2. Invitó a un conocido a tomar una taza de café y él o ella rehusó la invitación arguyendo que tenía otro compromiso. Usted sabe que no es verdad y

   a. analiza la situación con la finalidad de comprender la razón de su rechazo.

   b. se siente lastimado porque piensa que le cae mal.

   c. no está molesto ya que es problema de la otra persona y no de usted.

   d. persigue al sujeto tratando de descubrir el verdadero motivo de su rechazo.

3. Algunos de sus conocidos, que le fueron presentados durante unas vacaciones, le invitan a su casa a cenar. Sospecha que se trata de una ocasión especial, como un cumpleaños. Usted

   a. compra un regalo. Si no se trata de un cumpleaños puede entregarlo como agradecimiento por su hospitalidad.

   b. agudiza el oído y compra el regalo si piensa que es oportuno, o no, si ocurre lo contrario.

c. se pone en contacto con su anfitrión y le pregunta si se trata de una ocasión especial y actúa de acuerdo a ello.

d. acepta la invitación sabiendo que hará lo correcto en su debido momento.

4. La película que está viendo es muy triste. Usted

a. disfruta viendo una película de la que todo el mundo habla.

b. no siente nada en particular ya que se trata de una película.

c. intenta entender los problemas que motivaron al escritor a desarrollar tal situación.

d. llora, o se siente triste.

5. Un amigo desea su aprobación para cierto trabajo que acaba de terminar. Usted piensa que está muy mal realizado, pero

a. reflexiona sobre qué tipo de aprendizaje le va a aportar esa experiencia y actúa de acuerdo a ello.

b. pregunta a su amigo qué piensa hacer con eso.

c. pasa bastante tiempo discutiendo su trabajo.

d. señala las partes en donde el trabajo se podría mejorar.

6. Está obligado a asistir a una conferencia sobre un tema que su negocio está promocionando dentro de su área. Ningún tema es más importante para su trabajo que otro pero tiene las siguientes opciones:

a. una discusión sobre un plan de una zona recreativa que se llevará a cabo en un plazo de dos años.

b. un debate sobre por qué la actitud de los jóvenes ha cambiado.

c. una plática sobre el significado histórico de su área.

d. un debate sobre el actual índice de criminalidad de su zona.

7. Un compañero de trabajo cae enfermo y le pide que realice parte de su labor además de la suya porque es un trabajo urgente y

a. el trabajo tiene que salir.

b. es mejor para todos los involucrados que usted haga el trabajo.

    c. usted es capaz de manejar estas emergencias.

    d. él o ella cometería errores que demoraría más en corregir.

8. Le devuelven menos cambio del que usted cree correcto. Usted

    a. bromea acerca de la subida del costo de la vida con la empleada de la tienda sin hacer mención del posible error.

    b. llama la atención de la empleada para que tenga más cuidado en adelante.

    c. ignora el error ya que usted mismo ha cometido errores en el pasado y sospecha que calculó mal la cantidad.

    d. ignora el posible error ya que no tiene la menor importancia.

9. Le devuelven su mascota perdida pero el que la encontró se rehusa a aceptar una recompensa. Usted

    a. está conmovido por su negativa, aunque habría hecho lo mismo en su caso.

    b. pregunta cuánto le ha costado el poder devolver la mascota e insiste en que el otro acepte esa cantidad junto con su agradecimiento.

    c. expresa su gratitud por haberse encontrado con una persona tan buena.

    d. sabe que la persona que lo encontró no necesita el dinero porque si no, no lo habría rechazado, así que le da las gracias.

10. En un restaurante un mesero derrama accidentalmente algo de sopa en su saco. Mientras se disculpa, el gerente interviene y le amenaza con despedirlo por haber sido tan descuidado.

    a. asegura tanto al gerente como al mesero que el saco no está muy estropeado y el incidente no tiene mayor importancia.

    b. se acuerda de los errores que usted cometió antes y le asegura al gerente que no ha sido nada de cuidado.

    c. convence al gerente de que disculpará el accidente si el mesero paga el costo de limpieza de su saco en la tintorería.

    d. aligera la situación bromeando con sus compañeros de mesa.

11. Un vecino nuevo le pide que le recomiende a su patrón para un puesto que está disponible. No conoce al individuo bien como para dar una recomendación competente, pero

    a. se siente complacido de tener un vecino que sepa que usted tiene influencia, así que accede a lo que le solicita.
    b. accede a solicitar a su patrón una entrevista para su vecino.
    c. tiene la sensación de que esa persona no es la correcta para el puesto así que se niega a concertar una reunión.
    d. hace lo que le pide para no lastimar los sentimientos del recién llegado.

12. Está en la fila de un supermercado con unos nueve productos en la cesta cuando una persona con un carro abarrotado le pide que le deje ponerse delante porque se le hace tarde para una cita. Usted no tiene prisa.

    a. percibe que esa persona siempre llega tarde e inventa una excusa para negarse.
    b. es feliz de servir de ayuda así que se cambia de lugar y comienza una conversación con esa persona.
    c. sabe lo que es llevar prisa así que accede a lo que le pide.
    d. se da cuenta de que esa persona no va a ganar mucho tiempo por pasar delante, así que inventa una excusa para negarse.

13. En un programa de televisión le ofrecen la posibilidad de tomar una suma de dinero u optar por lo que está detrás de una cortina. Usted decide

    a. seguir sus impulsos ya que lo que reciba será lo mejor para usted.
    b. según fuera la necesidad de dinero pues podría arriesgarse a perderlo por algo que tal vez no le serviría de nada.
    c. optar por el premio que está detrás de la cortina porque está disfrutando del programa y quiere prolongar la diversión.
    d. sobre la base del éxito o fracaso que haya tenido para acertar en el pasado.

14. Todo el mundo va contando por turnos alguna historia en una reunión. Elige el contenido de su historia basándose en

    a. lo que piensa que se adecúa más a la cultura e intereses de los presentes.

    b. algún incidente futuro o de ciencia ficción para que intrigue a sus oyentes.

    c. lo que le parezca más importante a usted en ese momento.

    d. la fascinación inherente al tema para que pueda contar una de las historias más memorables.

15. Aunque está contento con su situación actual y espera mejorar, le ofrecen un ascenso inmediato en otra parte del país. Usted decide

    a. que se negará al ofrecimiento a fin de no separarse de su familia, amigos y colaboradores actuales.

    b. considerar la situación y no parece haber una alternativa mejor que la otra, así que se deja llevar por una corazonada.

    c. después de considerar detenidamente los pros y los contras de la oferta.

    d. que lo que sea mejor para su interés sucederá sin ningún esfuerzo extremo por su parte.

Cuando haya llenado todas las respuestas puede interpretar su perfil. En la página siguiente encontrará la clave. Localice la letra que asignó al número 1 y márquela en el cuadro correspondiente. Si eligió la *c* en la primera cuestión, por ejemplo, debe poner una marca en la columna de las sensaciones; si fue la *d*, marque la columna de la intuición. Repita el procedimiento con todas las preguntas.

Después de contar el número de marcas se dará cuenta de cuál es la columna con mayor número de respuestas y cuál la segunda. Por ejemplo, puede tener seis marcas bajo la columna de las sensaciones y cinco bajo la de los sentimientos.

Respuestas

1 _______   6 _______   11 _______
2 _______   7 _______   12 _______
3 _______   8 _______   13 _______
4 _______   9 _______   14 _______
5 _______   10 _______   15 _______

Pregunta Nº	Pensamiento		Intuición		Sentimientos		Sensaciones		Centrado	
1			d		a		c		b	
2	a				b		d		c	
3	c		b		a				d	
4	b		c		d		a			
5	d		b				c		a	
6	c		a		b		d			
7	a		d				c		b	
8			b		c		a		d	
9	b		d		a				c	
10	c				b		d		a	
11			c		d		a		b	
12	d		a		c		b			
13	b				d		c		a	
14	a		b				d		c	
15	c		b		a				d	
Total										

Pensamiento

Si el número mayor es el de la primera columna usted es un individuo orientado hacia los pensamientos. Esto significa que usted percibe e interpreta el mundo principalmente a través de su pensamiento, es decir, elabora conclusiones lógicas. Fundamenta su mundo principalmente mediante pensamientos y conclusiones lógicas. Confía en sus pensamientos para adaptarse al mundo. El pensamiento le dice lo que existe y le ayuda a comprender lo que percibe a través de sus otros sentidos; en resumen, le ayuda a interpretar sus experiencias. Se interesa por el pasado, pero su interés es diferente del de un individuo orientado hacia los sentimientos; el suyo es un pasado histórico que afecta a todo el mundo y no a una sola persona. Pone énfasis en los principios derivados del pasado y en la planificación del futuro por medio de normas fundamentadas y lógicas. Tiene miedo de mezclar las emociones con los pensamientos, lo cual considera peligroso. Por darle importancia al pensamiento los demás le acusan de ser frío y carente de sentimientos, pero esto se debe a que su estructura psicológica está hecha para pensar, lo contrario de sentir, su función suprimida. Los tipos pensantes o intelectuales suelen tener como función auxiliar o secundaria las sensaciones o la intuición. Si usted tiene una función secundaria fuerte en las sensaciones (seis en pensamiento y cinco en sensaciones, por ejemplo) basará su pensamiento en la experiencia directa y será lo que se ha dado en llamar un pensador empírico. Si se inclina hacia la intuición como función secundaria será un pensador especulativo. Por supuesto que la mayoría de nosotros no somos tipos puros y debemos juzgar la influencia de la función secundaria hasta el punto en que difiere de la dominante.

Intuición

Si tiene el mayor número de marcas en la segunda columna usted reacciona ante el mundo de manera intuitiva. No percibe las experiencias mediante los sentidos sino por medio de su conocimiento interior y es capaz de perturbarse por la realidad de las cosas. Basa sus decisiones en corazonadas, en destellos de sabiduría y en su reacción inmediata ante las relaciones humanas. Se preocupa principalmente por el futuro y cree que lo que va a pasar es más real que lo que está ocurriendo en el momento o lo que haya ocurrido en el pasado. Si su función secundaria es el pensamiento, su forma de pensar es especulativa, y si son los sentimientos, funciona sobre la base de sentimientos intuitivos. Como lo más probable es que su función suprimida sea la de las sensaciones, los que estén orientados hacia ellas pensarán que usted es poco práctico y poco realista o frívolo, aunque no sea cierto. Simplemente usted percibe el mundo de otro modo.

Sentimientos

Si su suma es mayor en la tercera columna es una persona orientada hacia los sentimientos. Juzga las experiencias como placenteras o desagradables, favorables o perjudiciales. Prefiere las emociones fuertes, que recordará aunque hayan sido desagradables. Siente interés por el presente y es capaz de intensificar una situación para que los demás estén más felices o insatisfechos como resultado de su esfuerzo. No obstante, valora su pasado emocional porque le ayuda a interpretar las situaciones presentes. Si su función secundaria es la intuición usted siente de una manera intuitiva pero se inclina hacia las sensaciones, combina los sentimientos con los estímulos sensoriales. Su función suprimida probablemente sea el pensamiento y no le agrada dedicarse al pensamiento lógico. Esto no implica que sea incapaz de pensar o que sea menos valioso que una persona "intelectual", sino que percibe el mundo de manera diferente a los pensadores.

Sensaciones

Si alcanzó la puntuación más alta en la cuarta columna es una persona orientada hacia las sensaciones. Interpreta el mundo a través de los sentidos con la finalidad de percibir las cosas como son. Conoce la realidad, experimenta el presente en profundidad y se inclina por la acción. Posee una elevada noción de lo que es "real" y por ello interpreta las situaciones como *son* no como han sido o serán. Las opciones y posibilidades son ajenas a su modo normal de pensar ya que todo se trata del aquí y ahora. Si tiene una función secundaria fuerte en los sentimientos interpretará sus experiencias mediante sentimientos sensoriales, pero si tiene una función auxiliar fuerte en el pensamiento usará sus sentidos en conexión con el pensamiento. Ha suprimido probablemente la función de la intuición y tal vez la encuentre más difícil que los otros tipos que piensan que algunos de los temas que se tratan en este libro no sólo son posibles sino demostrables.

Centrado

Los que han elegido el mayor número de puntos en la última columna encontrarán muy fáciles los capítulos siguientes ya que están en el camino hacia la realización. Incluso los que hayan tenido pocas marcas en la columna de centrado han de ser felicitados ya que sus respuestas indican que en ocasiones son capaces de percibir un modo mejor y totalmente diferente de vivir. En cualquier caso le animamos a continuar leyendo para sacar el mejor partido de sus habilidades.

Si usted no ha puesto ni una sola marca en la columna de "centrado" no se desanime. Tiene mucho tiempo para cambiar, si así lo desea.

Tal como se explicó, pocos de nosotros tenemos una orientación pura hacia el pensamiento, la intuición, las sensaciones o los sentimientos, así que es posible caer entre dos puntos cualquiera. Desde luego cada individuo utiliza las cuatro funciones (pensamiento, sensaciones, sentimientos e intuición), pero sólo una es dominante y suele haber una auxiliar. Esto significa que reaccionará de la misma forma a pesar de circunstancias diversas, o sea, no reaccionará como un pensador en una situación y como un sentimental en otra similar *a menos que* esté muy avanzado psicológicamente.

Cada una de estas orientaciones es correcta. Todas son igualmente válidas y el reconocimiento de su propio tipo puede ayudarle a comprender a sus "opuestos" cuando reaccionen o piensen de modo diferente al suyo.

Diremos mucho más acerca de las diversas funciones en los próximos capítulos de este libro, pero por el momento es mejor que archive los resultados en un lugar seguro para que pueda compararlos con los resultados de un test posterior. Entonces comprenderá plenamente por qué se aconseja el test anterior, así como la relación con su desarrollo personal.

3

Desprendimiento

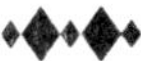

Tome la lista de temores y placeres que recopiló después de leer el capítulo 1. Revísela y pregúnteles a sus amigos o parientes acerca de las cosas que *les* hacen felices o desgraciados. No les diga por qué les solicita esta información si no desea que sepan que está trabajando en la meditación, simplemente dígales que siente curiosidad acerca de sus reacciones ante la vida. Pregunte por lo menos a diez personas para que tenga una buena muestra comparativa; después contraste sus respuestas con las de usted. Observe cuántos temores y alegrías son las mismas que los suyos y cuáles son diferentes. Discuta esto con sus amigos.

La lista de pensamientos tristes es apta para convertirse en formidable aunque no lo parezca. Sea lo que sea lo que haya experimentado en el pasado, usted no tiene por qué ser infeliz, temeroso ni ansioso. Aunque no pueda aceptar esta afirmación en el presente, pregúntese qué sería peor: el miedo a lo que podría suceder o lo que actualmente está sucediendo. La mayoría de las personas temen más al miedo que a la realidad.

Ahora recuerde un ejemplo específico de algo que le dio miedo en el pasado. Fue capaz de superarlo, ¿verdad? Y, aunque no lo haya hecho tan satisfactoriamente como usted creía, ha sobrevivido a la experiencia, ¿no? Es más, tal vez el incidente le dejó un mal sabor de boca. Si es así, usted puede y hará algo al respecto, pero no por el momento, pues veremos los recuerdos más adelante.

Observe su lista una vez más y piense en todo lo que teme y que *nunca* ha llegado a suceder. Piense en todo el tiempo y energía que ha malgastado pensando en sucesos espantosos que nunca se materializaron. Tómese unos minutos para recordar los muchos temores que no tienen fundamento y los pocos que merecen una investigación por su parte. Después pregúntese si vale la pena vivir en un constante estado de agonía tan sólo para estar preparado en unos cuantos casos aislados. El miedo es un sentimiento paralizante, inútil y sin sentido alguno. Como Franklin Delano Roosevelt dijo en 1933: "a lo único que le temo es al miedo".

Tiempos difíciles

Estas palabras se dijeron para describir la crisis económica más fuerte de Estados Unidos, cuando la Gran Depresión estaba en plenitud. Un sinnúmero de personas quedó sin trabajo. En las ciudades surgieron las colas para adquirir el pan; las cocinas económicas y las filas de necesitados se extendían a lo largo de manzanas completas. Los afortunados individuos que tenían empleo no estaban mejor. Tenían salarios bajos que cubrían poco más que las necesidades vitales de la mayoría de los norteamericanos. Familias enteras quedaron sin hogar por no poder hacerse cargo del costo de la hipoteca o de los impuestos, mientras que otras vivían con una dieta frugal a base de pan y patatas. Si ha habido una época a la que temer fue ésta de la depresión. Sin embargo, Roosevelt sabía que el miedo podía paralizar al pueblo en un momento en que era necesario afrontar los desafíos diariamente.

No obstante, hemos presenciado un ejemplo más personal del efecto debilitador del miedo. Durante las primeras semanas de la enseñanza inicial de este curso en nuestra escuela, un estudiante, llamado Robert, declaró que no podía permitirse hacer amigos porque temía las consecuencias. En consultas posteriores Robert reveló que se creía responsable de la muerte de varios parientes y amigos. Al principio pensábamos que estaba bromeando. Obviamente no era así ya que comenzó a enumerar los parientes y amigos que habían muerto repentinamente en accidentes de coche o de alguna enfermedad. Creyéndose el portador de la muerte, se cerró en sí mismo y eludió el contacto con los demás. Consultó con psicólogos y psiquiatras que fueron incapaces de ayudarlo. En posteriores consultas reveló que sus amigos eran todos conductores temerarios, como él, adictos a la velocidad valiéndose de vehículos viejos y baqueteados. Apuntamos este dato junto con la pregunta de por qué pensaba que era tan importante como para ser "portador de la muerte" cuando de hecho era un joven normal al que se le había aconsejado cambiar sus hábitos de manejo. Le preguntamos si ese enorme temor no sería realmente producto de un enorme ego, algo de lo que se había convencido a sí mismo para sentirse importante.

Nunca sabremos hasta qué punto Robert era serio en cuanto a sus premoniciones, pero al día siguiente lo encontramos en el pasillo y le preguntamos sobre su problema y dijo: "Ya lo tengo claro, pero tengo otra gran dificultad que me gustaría platicarles". El nuevo problema era que se había vuelto demasiado fumador. Trabajamos sobre ello y en el plazo de un par de semanas y gracias a la meditación Robert pudo pasar de fumar tres paquetes a un cigarrillo al día. Podría haber eliminado el hábito pero quedó enganchado de ese único cigarrillo así que, después de todo, volvió a fumar tres paquetes diarios.

Afortunadamente, tuvo más éxito con su primer proyecto, la eliminación del miedo. Así se debe hacer en la vida: ser fuertes, elásticos, capaces de manejar las grandes crisis de la vida. No hay que afrontarlo todo a la vez, sino cada cosa a su tiempo, según vayan surgiendo los problemas.

Dejar de lado la preocupación

Tal vez no se sienta capaz de afrontar las crisis. Quizás ya haya pasado una y piensa que no puede más. Esta es una preocupación de la que vamos a hablar brevemente, pero en este momento de su evolución le vamos a pedir que evite "ocupar el tiempo en preocuparse". Si se siente acosado por el miedo durante las horas de vigilia dígase a sí mismo que no tiene ni el tiempo ni la energía que justifiquen tanta preocupación y que manejará el problema después de meditar. No importa a qué le tema, o lo agobiante que pudiera parecer; pospóngalo.

Antes de que empiece a meditar abra su caja de temores pospuestos y zambúllase en ella. Explórela por completo. Imagínesela en su horror absoluto. Cuando lleve a cabo el ejercicio descubrirá que se "estrellará" contra el temor y éste se disolverá para nunca volver a preocuparle. Si no consigue tener paz interior, deje el trabajo para su próxima meditación y continúelo hasta que haya conseguido demoler totalmente el miedo.

Naturalmente, existe un riesgo al trabajar con alguna emoción profunda, y éste es que al pensar demasiado en ellos se atraen los desastres. Después los tenemos encima literalmente. Pero el riesgo es sustancialmente minimizado mediante el "choque" de manejarlos porque se doblegan para poder proceder con una meditación positiva y pacífica. El miedo del instante es mucho más peligroso porque se mantiene constantemente en el pensamiento del individuo, supera su mente y se hace realidad como un imán. Recuerde: lo que vaya a pasar pasará y nada lo prevendrá en este estado de su evolución. En un breve plazo de tiempo aprenderá a atraer sólo experiencias positivas, pero por el momento no se requiere que haga nada más que aceptar el tomar las riendas de su vida y utilizar su energía para manejarlas.

Hay un pasaje del Nuevo Testamento que se puede aplicar a los cristianos y a los que no lo son: Lucas 12:31-32 cita las palabras de Cristo "... busquen el reino de Dios y todas esas cosas les vendrán dadas. No teman, pequeño pueblo, pues es bondad de su Padre entregarles su reino". Observe: "no teman". Recuerde una de las cosas mejores que le hayan pasado. Puede que haya sido haber ganado dinero u otro premio, o haber recibido un regalo inesperado, pero tiene que ser algo que realmente no esperaba o algo que le haya echo latir el corazón como para recordarlo con tanto gusto. Ese tipo de sorpresas pueden ser la norma si simplemente usted se abre a sí mismo la posibilidad de superar la preocupación. ¿Está pensando que eso es imposible? No tanto. Cientos de personas tienen éxito, son felices y están conformes. Mire a su alrededor y las encontrará. Se preguntará si, investigando, no descubriría que también ellos tienen problemas. Todo el mundo los tiene. Sin embargo, a usted le da la impresión de que son más afortunados porque no permiten que los obstáculos que se encuentran manchen su concepto de la vida. Otros más escasos, aunque existentes, no permiten siquiera entretenerse en negatividades tales como la preocupación.

Utilizar la energía de forma productiva

Se puede utilizar la energía de una forma mucho más constructiva que alejándola con las preocupaciones. Lo que le suceda representa una importante lección de la cual aprender o de lo contrario se tratará de un bien pasajero y ninguna emoción preconcebida lo cambiará, por ahora. En realidad, ocurrirá justamente lo contrario. El miedo atrae la desgracia y usted creará su propia "habitación 101" y actuará como el personaje de la novela de George Orwell, *1984*. En dicha historia, Winston desafía al gobierno teniendo un romance con Julia. El gobierno, llamado El Partido, captura a los amantes y envía a Winston a prisión en donde él y otros son torturados. Durante su encarcelamiento vio salir a un hombre demacrado de la habitación 101, el lugar del máximo horror. Cuando le llegó el turno de ir a dicho lugar preguntó a su carcelero qué había en ella y éste le contestó que él mismo lo debería saber ya que todo el mundo sabía que la habitación 101 era lo peor del mundo. Más adelante, el carcelero le dice que en su caso lo peor del mundo son las ratas y, como les tiene un miedo terrible, llevará una jaula de ratas hambrientas atada a la cabeza para que puedan atacarlo. La cuestión es que las torturas de la habitación 101 variaban dependiendo de los temores de las personas que fueran a ser castigadas. Así pasa en la vida real. Lograremos que nuestros peores temores se hagan realidad si seguimos pensando en ellos.

Es inútil *aconsejar* a los demás que no se preocupen puesto que se trata de un hábito muy arraigado. Es el tipo de condicionamiento cultural que cuesta trabajo arrancar y reemplazar por algo que conduzca al bienestar. Nuestro trabajo comenzará con un ejercicio en el que se va a desprender de toda situación, sentimiento o emoción. No es tan imposible como podría parecer al principio. La razón es que cada persona se compone de tres partes: cuerpo, mente y espíritu (o alma, si lo prefiere).

Ejercicio de desprendimiento

El concepto de las tres partes del ser humano es antiguo, remontándose hasta los egipcios que las llamaban Akh, Ba y Ka, de las que al menos una sobrevivía a la muerte. Aunque no son sinónimos de cuerpo, mente y espíritu, son la primera referencia a una división en tres partes; así pues, esta idea soporta un fuerte peso histórico. Usted necesita convencerse completamente de que el cuerpo, la mente y el espíritu se pueden separar a fin de observar sus acciones, pero por ahora le pediremos que abra la mente y haga su mejor esfuerzo por seguir las instrucciones siguientes:

1. Espere hasta que se encuentre en una reunión en la iglesia o en algún lugar en donde esté rodeado de gente. Eche un vistazo y fíjese en los seres humanos. Observe a los que le rodean. Tome conciencia de que USTED ESTÁ AHÍ. Véase no como individuo sino como parte del grupo. Haga un inventario completo de lo que le rodea. Fíjese en los muebles, la atmósfera, la ropa de los demás, la forma en que están sentados, la expresión de sus caras o cualquier otra cosa que resalte de ellos. También note que

USTED ESTÁ AHÍ. Véase sentado en la silla y formando parte del ambiente total.

Después piense un momento. Mientras estuvo haciendo este ejercicio no existía por sí mismo, si es que se concentró en seguir las instrucciones. Estaba demasiado absorto en recordar los pasos y en estar completamente consciente de USTED. Pero cuando se integre en el paisaje comenzará a experimentar el sentido del ser. Esto se acrecienta cuando se percibe a sí mismo como parte del ambiente total. Durante la meditación aumentará su sentido del ser poniendo atención al cuerpo y a sus reacciones. Ignore lo que está pasando en el grupo mientras sigue haciendo esto:

2. Cierre los ojos y visualice a los demás y a usted sentado entre ellos. Véase en cualquier postura con cualquier ropa. Fíjese en su arreglo del cabello o en algo que lo distinga de los demás. No se preocupe si la mente se queda en blanco cuando comience a imaginar su rostro. Ver el propio rostro es lo más difícil y será capaz de llevarlo a cabo más adelante si no lo logra ahora. Pero debe intentarlo.

3. Con esta imagen general de sí mismo observe qué sensación le provoca este "yo" separado. ¿Se siente cómodo?; ¿siente ansiedad por algo?; ¿está preocupado por algún problema? Tal vez le resulte difícil visualizar la escena. Cualquiera que sea su reacción, relájese y podrá observar sus sentimientos.

4. A continuación suspenda el juicio sobre sus sentimientos y simplemente nótelos de una manera tan desinteresada y desapasionada como si se los estuviera confesando otra persona.

5. Después regrese a sí mismo y construya una emoción fuerte. Sea feliz o temeroso, enamorado o celoso. Cualquier emoción que elija llévela hasta el límite.

6. Con los ojos cerrados, véase en la silla pasando por esta emoción. Observe su cara, si es posible, y el modo en que su *cuerpo*

reacciona ante dicha emoción. Mire la emoción que ha elegido fluir por todo su cuerpo. Permanezca a un lado y observe lo que está sucediendo. No se juzgue por haber elegido dicha emoción o porque sea buena o mala; más bien déjela pasar sin oposición.

7. Regrese a su cuerpo y reaccione en contra de la emoción como lo haría normalmente. Relájese durante unos segundos. Después pregúntese si existe diferencia entre observar lo que siente y observar a otra persona afectada por un estado emocional, o dejar que ello le afecte a usted. ¿La emoción es usted o es algo separado que puede observar desde fuera? Cuando alcance el punto en que pueda responder que SÍ a esta última cuestión habrá logrado el desprendimiento.

Ésta es la tarea más difícil que tendrá que realizar en el transcurso de este método. Algunos serán capaces de desprenderse con facilidad, mientras que otros requerirán más práctica. Si piensa que no lo ha logrado, relájese e inténtelo otra vez. La tensión y la ansiedad pueden retenerlo, pero sólo temporalmente, ya que todo el mundo puede hacer este ejercicio. La razón es que usted *no* es su cuerpo y *no* es sus emociones, y cualquier dolor o placer que experimente puede separarse de su mente y de su espíritu para poder observarlo. Si lo piensa podrá recordar varios ejemplos en los que lo haya hecho espontáneamente. Cuando estuvo en medio de una discusión, por ejemplo, podrá recordar haber dicho o hecho algo que normalmente no haría ni desearía hacer, como si lo hubiera hecho a pesar de usted. Sin duda habrá habido ocasiones en las que se haya "oído a sí mismo" o "visto a sí mismo" en acción, como si hubiera sido un extraño observándolo. En estos casos usted se desprendió de un modo natural.

Se puede demostrar fácilmente que se puede desprender la mente del cuerpo. Supongamos que tiene dolor de muelas. Se va a la cama y finalmente se queda dormido. Cuando se despierta tiene el mismo dolor en la misma muela. Sin embargo, no sintió dolor cuando dormía. El dolor representa un mal funcionamiento de su cuerpo; no obstante, cuando dormía no era consciente de ello. Siendo así, el cuerpo se puede separar de la mente durante el estado inconsciente y por lo tanto en el periodo consciente.

"División" consciente

Examinemos una "división" consciente suponiendo que tiene dolor de cabeza. La cabeza le va a estallar y no tiene aspirinas, así que decide ir a la farmacia a por ellas. Cuando está a punto de salir suena el teléfono. Alcanza a responder y descubre que es uno de sus amigos que tiene noticias interesantes que contarle. Conversan durante diez minutos y cuando cuelga el teléfono la cabeza le empieza a punzar de nuevo. No obstante, no tuvo conciencia del dolor de cabeza mientras hablaba con su amigo. ¿Qué pasó con el dolor? La respuesta es simple: con la emoción de la conversación el dolor de cabeza y el cuerpo se separaron de la mente hasta el momento en que fue plenamente consciente, es decir, se desprendió espontáneamente.

El desprendimiento consciente es posible cuando se dirige la atención a otro lugar. Por eso los desprendimientos accidentales han dado pistas para realizarlo de manera deliberada o planeada. Para desprenderse, todo lo que hay que hacer es enfocar la atención en otra cosa, como hicimos en el ejercicio. Pero esta vez elija un marco positivo y reviva cualquier momento placentero.

8. Seleccione una ocasión alegre como unas vacaciones o una celebración con su familia o amigos. Revívala lo más plenamente posible: viendo, oyendo, tocando, oliendo y sintiendo toda la experiencia. Póngale toda su atención.

9. Póngase a un lado y véase sentado en la silla en medio de todo recordando ese momento de felicidad. Como si estuviera viendo una película sobre usted mismo. Tome el momento más feliz y vuélvalo a pasar para disfrutarlo; observando las reacciones de su cuerpo. No juzgue, critique, ni se congratule por nada. Simplemente observe la escena.

Abra los ojos y continúe observándose. Continúe haciéndolo el resto del día. Haga como si estuviera posado en su hombro derecho observando todo lo que le pasa. Asegúrese de observar, exclusivamente. No se juzgue a usted mismo ni a nadie, no importa lo que esté ocurriendo.

A medida que vaya progresando se dará cuenta de que es capaz de ponerse a un lado mentalmente y verse mover, sentir y vivir según va pasando el día. Es indudable que habrá ocasiones en las que regrese a sí mismo y se olvide de observarse y de reprimir el juicio. Las viejas ideas son difíciles de cambiar y nuestro condicionamiento cultural nos inclina a creer que un ser humano es un todo indisoluble. No estamos hechos de una sola pieza y en cuanto se supera la aparente sensación de ridículo al tratar de separar el cuerpo, la mente y el espíritu con la finalidad de "vernos en acción", se empieza a comprender que cada una de las partes puede funcionar independientemente, aunque formando un "triángulo místico" que funciona como un todo.

Cualquiera de las tres partes puede dominar a las dos restantes aunque dé la impresión de que son una. El cuerpo, por ejemplo, puede involucrarse en una actividad física tan intensa que sólo se sea consciente del esfuerzo. La mente y el espíritu están en el asiento de atrás y tiene lugar muy poca evaluación espiritual o pensamiento real.

La mente puede actuar por ejemplo cuando se sostiene una conversación interesante o se lee un libro fascinante. Entonces el cuerpo se olvida por completo y lo mismo ocurre con el espíritu (o alma) que es ignorado ya que no se necesita para evaluar la información en un nivel superior.

Dominio espiritual

Pocas personas están acostumbradas al dominio espiritual en el cual la mente y el cuerpo son sus servidores. De hecho, el elemento espiritual se encuentra subdesarrollado y la mente y el cuerpo superdesarrollados, cuando deberían estarlo todos por igual. Debido a este desequilibrio nos extraviamos, sobre todo cuando estamos en desacuerdo con los demás. Pensamos que somos nosotros los que tenemos razón y no el oponente, y en realidad estamos funcionando bajo los principios inmediatos del cuerpo y la mente que nos ofuscan, ignorando el espíritu, el cual nos conduciría a una conducta de un nivel de conciencia superior. Por otro lado, cuando el cuerpo, la mente y el espíritu funcionan en armonía, el espíritu eleva la conciencia del cuerpo y la mente hasta un nivel del ego y el ser que es un verdadero todo.

Mientras experimenta la separación de las tres partes del ser recuerde que se trata de una función natural de la mente. Es más, es un ejercicio saludable. No tema tener reacciones mentales adversas ya que tiene el control total de lo que está pasando. La conciencia de uno mismo, sus motivos, hábitos y actitudes hacia el mundo le fortalecerán en todos los aspectos de la existencia sea física, mental o espiritual.

Después de finalizar su día de desprendimiento no lo abandone. Continúe su desprendimiento consciente durante tres días o hasta que logre darse cuenta de que puede separar las tres partes de usted y observar los resultados.

También debe incluir ejercicios de desprendimiento en sus meditaciones, añadiéndolos al marco de meditación previamente descrito. Continúe trabajando con el desprendimiento durante las meditaciones una semana al menos, o más si es necesario. Sólo cuando sienta que domina el desprendimiento y se sienta cómodo con él podrá eliminarlo de su programa.

No intente apresurar esta etapa. No se construyó su viejo mundo de la noche a la mañana y es necesario ajustarse al nuevo de forma gradual. Ahorrará tiempo y obtendrá las capacidades que desea con mayor rapidez si las construye sobre una base sólida.

4

Cuerpo, mente y espíritu

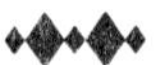

En el tema del desprendimiento hicimos énfasis en el cuerpo, la mente y el espíritu. Nos referiremos a ellos como el "triángulo místico". Hemos de trabajar con estos "tres" elementos interiores en oposición a los cuatro elementos del mundo físico con el fin de alcanzar el pleno potencial del ser humano. Como es sabido, el mundo se percibe en cuatro direcciones: norte, sur, este y oeste. También se nombran los cuatro vientos que soplan en las cuatro esquinas. Aunque otras civilizaciones identifican el mundo mediante el simbólico *cuatro*, las culturas egipcia y babilonio-asiria, anteriores a la era cristiana, fueron las primeras. No obstante, la humanidad se ha asociado por tradición con el número siete, que proviene de los cuatro elementos del mundo que influyen en la vida humana y los tres —cuerpo, mente y espíritu— que reaccionan ante los estímulos externos del mundo. En la Edad Media estos cuatro y los otros tres se convirtieron en siete, número que ha mantenido su importancia como símbolo hasta nuestros días.

Por otro lado, el tres se solía representar como un triángulo y el cuatro como un cuadrado. Otra importante configuración geométrica era el círculo, que se refiere al todo, a la plenitud, y se representaba con el número diez. Dentro de la tradición alquimista de la Edad Media y el Renacimiento, la figura humana se rodeaba de un triángulo, un cuadrado y un círculo para representar la capacidad de funcionar como persona completa, pero el hombre terrenal se distinguía con el siete.

El siete como número mágico

Como número mágico el siete no es nuevo en la historia. En la civilización occidental se dio a conocer por primera vez por los habitantes del valle del Tigris y el Éufrates llamados sumerios (4000-3000 a.C.). Esta antigua cultura identificó los siete planetas y los doce signos del zodiaco. Júpiter, el planeta creador, la Luna y el Sol fueron los tres primeros; Mercurio, Venus, Marte y Saturno fueron los restantes. Los descendientes de los sumerios, los babilonios, creían que el alma había de pasar a través de la atmósfera de los siete planetas y asumir las cualidades de cada uno en su camino de vuelta a la Tierra; y como último paso, asumir el cuerpo terrenal para poder nacer como ser humano. La persona que moría completaba el proceso a la inversa, dejando el cuerpo carnal primero y después los atributos de cada planeta a medida que el alma llegaba hasta el último, Saturno. Los egipcios tenían una idea similar ya que en su antigua religión existían siete misterios que los iniciados debían dominar; éstos comenzaban en la Tierra y llegaban hasta Saturno.

El número siete era tan importante para los antiguos que los Caldeos de la región del Tigris y el Éufrates erigieron la torre de Babel con siete escalones, uno para cada planeta. La base de la estructura representaba las cuatro esquinas del mundo.

El número siete en la Biblia

Ésta tampoco fue una tradición ignorada por los hebreos y los cristianos. La Biblia habla del siete de principio a fin. El Génesis recuerda que se necesitaron siete días para edificar el mundo (incluyendo el séptimo día en el que Dios descansó), mientras que el Libro de la Revelación apila sietes sobre sietes. Notables cristianos como San Agustín, Santo Tomás de Aquino y Santa Teresa de Ávila también categorizaron usando el siete. San Agustín y Santo Tomás hablaban de los siete pecados capitales y las siete moradas que hay que recorrer en el camino hacia Dios.

Hoy día, el siete se conoce como número mágico en algunos círculos místicos y de retiro espiritual. Así que no es de sorprender que el desprendimiento requiera el mismo número de pasos, siete, y que los requerimientos se vuelvan más claros cuando se empieza en el segmento cuádruple.

Aunque estamos acostumbrados a hablar de cinco sentidos, en realidad son cuatro los que corresponden a órganos específicos y localizados: los ojos, los oídos, la nariz y la boca. Estos reciben los principales estímulos del mundo. El quinto sentido, el tacto, se diferencia de los demás porque está generalizado y no se limita al cuerpo o a los estímulos exteriores *per se*. Puede ser subjetivo y funcionar en el cuerpo, la mente o el espíritu por separado. Por tanto, podemos clasificar los cinco sentidos como cuatro en relación con los órganos específicos que reúnen las impresiones sensoriales del mundo: *cuatro* (vista, oído, gusto y olfato que perciben los estímulos del mundo cuadrado) y un sentido, el tacto, que es triple en vez de único.

El sentido del tacto

Cuando las sensaciones van en función del cuerpo, el sentido es táctil y nos referiremos a él como el tacto. Pero ésta es tan sólo una descripción parcial. La mente siente, al igual que el cuerpo; observa los estímulos percibidos por los cuatro receptores, analiza los datos y toma una decisión acerca de lo que "siente" en consonancia con el todo. De este modo elaboramos un juicio acerca de un nuevo platillo. Empleamos la vista, el olfato, el gusto, e incluso el oído si es necesario, para juzgar su elaboración y decidir si nos gusta o no. La decisión es mental, o sea, utilizamos un "sentido" diferente al del tacto.

Hay otro tipo de sensaciones que afectan al alma. Este aspecto del ser humano se puede describir como una capacidad de abstracción que se eleva hasta el espíritu como lo haría una rosa con su fragancia. Como el aroma del alma, los sentimientos del espíritu difieren de los corporales o los mentales. Todos sabemos que estas reacciones no tienen nada que ver con los órganos fisiológicos sino que se trata más bien de la respuesta espiritual ante unas condiciones determinadas. (Sin embargo, las respuestas espirituales deben ser de una naturaleza positiva para que puedan reflejar realmente el alma, que es la perfección. Un sentimiento negativo, por tanto, es la negación del alma, mientras que un sentimiento positivo estaría en armonía con la misma.)

De acuerdo con esto nuestra clasificación se desdobla en siete partes. Utilizamos cuatro receptores que se abren a los estímulos y otros tres que se refieren a los sentimientos. De los tres, el tacto procede del cuerpo físico pero los otros dos son fenómenos sensoriales de la mente y el espíritu. Esta distinción es importante porque gracias a las sensaciones de la mente y el espíritu se puede uno desprender de la vista, el oído, el gusto y el tacto a fin de mantenerse a un lado y observarse actuar desde fuera.

Se puede ver, por lo tanto, que los cinco sentidos corporales no son la totalidad del ser humano. No son las emociones. El cuerpo y las emociones se pueden separar y observar. Reiteramos esto porque en meditaciones futuras puede encontrar la quietud y el centro de su ser y, a menos que entienda que usted NO es sus emociones y que NO REQUIERE de contenido emocional para existir, puede invadirlo el pánico al tener la sensación de estar en el centro de su ser y ver que no hay nadie en casa. Afortunadamente, éste no es el caso; una vez que se desligan los estímulos superfluos y se entra al centro del ser, se ve el verdadero significado de la vida.

Durante los últimos siglos se han buscado en el mundo exterior las respuestas a nuestros problemas más arduos, ha habido grandes guerras, hambre, epidemias, muerte y falta de humanidad entre unos y otros. Durante la Edad Media algunas personas creían que el dilema se podía resolver si todo el mundo tuviera la oportunidad de educarse. Pero se sabe que la educación no ha tenido éxito, pues por lo menos en Estados Unidos todo el mundo recibe educación. Desde principios del siglo XX se han buscado las respuestas en la ciencia. Los avances tecnológicos han sido asombrosos, se ha progresado desde la carreta hasta llegar a la Luna en cohete. Pero, a pesar del hecho de que el 90 por ciento de los científicos que existen están todavía vivos, se ha progresado poco en cuanto a mejorar la calidad esencial de la vida.

La respuesta interior

Está claro que la respuesta no reside en el mundo exterior. Está escondida dentro de nosotros —el último lugar en donde se ha buscado. Por ello, debemos empezar a escuchar nuestro interior y la forma de empezar es observando. Mire cómo vivimos. Note qué absurdo es emocionarse con cosas triviales o transitorias. ¿Por qué, por ejemplo, nos enojamos durante el desayuno porque los huevos hervidos quedaron demasiado duros cuando éstos tienen el mismo valor nutritivo? En vez de ello, debemos agradecer el tener alimentos cuando muchas otras personas en el mundo no poseen el sustento adecuado. Y ¿qué importancia tiene perder un autobús cuando está a punto de llegar otro? Por qué nos perturbamos por los incidentes más insignificantes del día? ¿Por qué semejantes pequeñeces nos llegan a irritar? Los sucesos son algo exterior a nosotros y todo lo que no concierne al ser interior es trivial, pasajero y de escaso valor como para implicar una emoción.

Beneficios del desprendimiento

Los beneficios que se derivan del desprendimiento son inmediatos. Primero, una aguda apreciación de sí mismo le permitirá identificar sus errores para empezar a trabajar en la mejoría de sus actitudes, personalidad y carácter. Segundo, el desprendimiento prevendrá que continúe siendo una persona débil que vive alternativamente a la defensiva o al ataque o, si no es una de esas personas, le protegerá de las que lo son. Las personas débiles atacan verbalmente, con acciones y, a veces, físicamente y cuando las víctimas se quieren desquitar, los débiles ya tienen la guardia en alto. Ahora se puede liberar del deplorable hábito de proyectarse en los que exhiben tal conducta. El principio básico es el que utiliza el arte marcial aikido: permite al oponente atacar o defenderse, embestir o retirarse. Todo tiene lugar sin efecto, ya que *se requiere de resistencia para ocasionar un daño*. El aire no resulta lastimado. Ni tampoco nosotros si rehusamos satisfacer la necesidad emocional del agresor de atacar ya que al ignorarlo buscará satisfacción en otro lugar. El secreto de la auto protección contra las personas débiles es exacto al del aikido aunque ambos requieren de un reentrenamiento de la mente. El desprendimiento es la lección inicial.

Por esta razón, nuestro propósito real en este estudio es mejorar. Nosotros podemos cambiar y si nos encontramos con alguien que nos pueda atacar seremos capaces de comprender que el problema es de la otra persona y no nuestro, y que ya tenemos bastante con reconstruir nuestra propia vida sin tener además que cambiar el mundo entero.

Debilitadores de energía

Otra ventaja del desprendimiento es que puede evitar el entorpecimiento de la energía de los demás y prevenir que otras personas ocasionen una agresión similar hacia uno. Los saboteadores de energía son individuos que agotan a los demás física o mentalmente. Nos sentimos frescos hasta que nos encontramos con ellos y nos dejan con la sensación de estar exhaustos. No necesariamente es el tema de conversación lo que falla. Hemos tratado con alguien que nos agota con sus constantes quejas, voz lastimera, asiéndose de nuestra manga a fin de sostener la atención mediante su debilidad temporal e inseguridad. Por otro lado, viven de nuestro agotamiento y se alejan sintiéndose mucho mejor.

Evitar a los debilitadores de energía es imposible. Son miembros de la comunidad, parientes cercanos, vecinos o colegas de trabajo. O peor aún, somos nosotros mismos, ya que muchas veces somos nosotros los culpables de esta falta. Pero no necesitamos extraer la energía de los demás para lograr obtener la propia. Lo podemos conseguir mediante el desprendimiento. Podemos observarnos en acción, observar nuestra técnica y aprender qué estragos nos estamos causando, tal como observaríamos a los demás esperando pacientemente hasta que terminen.

El principio es idéntico al de la electricidad. La corriente fluye libre a través del cable. Pero cuando se opone resistencia, como lo haría una grapa en medio del cable, la corriente estalla por encima de la grapa y la que queda atrás se irá rápidamente y no se podrá reemplazar. Cualquier sentimiento de resistencia hacia una persona debilitadora de energía ocasiona un bloqueo del flujo de energía. El desprendimiento mantiene la energía en movimiento a través del cable. En el momento en que se consume energía, ésta se vuelve a reemplazar ya que la naturaleza aborrece el vacío. Más adelante se explicará cómo fabricar energía sin necesidad de extraerla de los demás, pero primero se debe aprender a controlar la vida propia y jugar bajo las *nuevas* reglas, no las de otra persona. Desde luego, usted pensará que entró en el juego después de que se establecieran las reglas, pero eso no significa que no pueda cambiarlas una vez que se haya dado cuenta de que están equivocadas. Y siempre es erróneo permitir que los demás nos controlen de modo negativo.

Vamos a suponer que se despierta por la mañana sintiéndose fresco y contento. Después, alguien provoca una discusión en el desayuno o mientras va hacia su trabajo. Tal pugna, incluso el cruce de palabras, puede ocasionar una reacción en cadena que hará de su día un horror; usted empezó con mal pie y los resultados tendrán cada vez más eco en todo momento del día. No debería ser así, y no lo será siempre y cuando se niegue a aceptar la negatividad de los demás o la suya.

Necesitar a la gente

Se comete un error similar cuando se permite que los demás digan lo que usted hace bien y lo que hace mal, cómo debe vestir para estar a la moda, o cómo actuar para agradar a los demás. Por supuesto, no estamos hablando de jóvenes que reciben instrucciones de sus padres, sino de adultos que deberían saberlo mejor. ¿Por qué es tan vital tener amigos, amor, éxito, poder o lo que sea? Es cierto que estas cosas intangibles tienen ventajas, pero ¿vale la pena sacrificar su ser superior? Y ¿realmente dependen del consejo de los demás? No es verdad que hay veces que usted —como cualquier otro— se ha embrollado tratando de satisfacer a otra persona, y después de todo no ha resultado? Nuestros verdaderos amigos, o los que nos quieren realmente, ¿nos pedirían que los solapáramos constantemente? Si es así es que tenemos un modo equivocado de ver el mundo.

A pesar de lo que cualquiera hace o se niega a hacer, si vamos a agradar a alguien, o nos va a amar, darnos el ascenso, elegirnos para el gobierno, lo hará de todos modos mientras no obstaculicemos su camino siendo parlanchines, hipócritas, vacilantes o arrastrados.

En resumen, si es honesto consigo mismo, o sea, UN SER HUMANO HONESTO Y VALIOSO, no necesita absolutamente nada más. Lejos de estar solo, tendrá más amigos de los que pueda atender. Logrará tener un éxito superior al que pueda haber imaginado. También poder, si es que es lo mejor para usted. Pero no lo deseará para obtener ganancias personales o para compensar alguna insuficiencia que pueda sentir, porque entonces no será capaz de utilizarlo para el bien común.

El deseo de poder

Si tiene ambiciones de poder o de buena posición, sería conveniente examinar los motivos. Siéntese y haga una lista de las razones por las que desea ese estatus. Tal vez lo que quiere es cubrir alguna "carencia" interior. Sin embargo, no existe nada que se necesite en la vida que no se posea ya. Usted es un individuo único, tan único como sus huellas dactilares o cualquier copo de nieve de los miles de millones que flotan en el aire durante una tormenta invernal. Posee un particular número de destrezas, es un genio en una o diversas áreas. Tiene su propio nicho dentro del esquema de la vida que nadie más puede llenar, y tan sólo debe descubrir este área especial, su misión individual, si quiere ser libre. Nunca se debe comparar con los demás. Las capacidades y talento de otras personas pueden sobrepasar los suyos en algunas cosas pero usted es tan importante como ellos en el esquema de la existencia. Comprenderá esto a medida que vaya progresando en la meditación. Los ejercicios de desprendimiento le darán las primeras claves hacia la verdad de esta afirmación.

Suspensión de los juicios de valor

Un aspecto más del desprendimiento, que deberá observar, será la suspensión del juicio de valor. Coleridge proclamaba que para poder disfrutar de la poesía el público debía adoptar la "suspensión deliberada de la incredulidad", y al igual que ésta, la suspensión deliberada de los juicios de valor es temporal. Inténtelo un día. Después extienda su periodo de prueba a tres días. Para entonces habrá descubierto que es una técnica tan valiosa que deseará usarla siempre. En cualquier caso, comience con otra persona. No importa lo terrible que sea, o lo admirable que sea en cuanto a su anterior concepto, no lo vea de ese modo. Simplemente dése cuenta de lo que dice o hace sin sacar conclusiones. Aunque dirigiera sus emociones hacia usted, no podría hacerle nada si no le otorga ese poder. La vieja frase es cierta: "Los palos y las piedras pueden quebrantar los huesos, pero las palabras no lastimarán nunca". La *creencia* de que los apelativos u otras palabras, o las emociones que sienten los demás, pueden lastimarnos es la que realmente hace daño. Sin embargo, cuando se desprenda y suspenda el juicio de valor estará en posición de ver cómo influyen los demás en lo que es usted *realmente*. ¿Por qué jugar bajo las reglas de los demás cuando se puede encontrar un modo mejor de servir al mundo?

No obstante, hay que tomar una precaución. Algunas personas al inicio de la meditación son presa del orgullo. Por haber dado un paso en el camino que conduce a una conciencia superior tal vez se comience a criticar a los que se consideran por debajo o a envidiar a los que están más avanzados. Es bueno recomendar que cada quien está en su propio estadio de desarrollo y que no ser trata de una competencia. Se está en donde se debe estar, como todos los demás y no se trata de sentirse superior ni inferior. El desprendimiento puede salvarnos de caer en esto.

Una vez que haya practicado un poco con otras personas puede empezar con la parte más difícil de este tema: la suspensión del juicio sobre sí mismo. Antes de que pueda transformarse en un nuevo y brillante individuo que pueda brincar altos edificios debe pasar por este periodo de aprendizaje. Y no es fácil. El hecho es que nosotros mismos somos nuestros peores enemigos. Perdonamos a los demás sus agresiones o errores pero permanecemos despiertos toda la noche culpándonos de pecados de omisión o ya cometidos. En todos funciona igual con diferentes palabras. Podría ser algo así: "Cómo pude ser tan estúpido como para decir a mi novia que era fea?" o "Mi jefe necesitaba mi ayuda realmente y yo ¿qué hice? Idiota egoísta, eso es lo que soy; le dije que resolviera sus problemas solo" o "No debí haber perdido la compostura, no importa cuál fuera la provocación, me vi como un auténtico loco".

Naturalmente, hemos de reconocer cuándo hemos cometido un gravísimo error y decidir hacerlo mejor en el futuro, pero debemos estar dispuestos a liberarnos a nosotros y a los demás del pasado para poder comenzar las reformas personales.

Obsesión por los pecados del pasado

Incluso cuando no hayamos dado ningún *paso en falso* recientemente, los pecados pasados pueden llegar a perseguirnos, pecados que cometimos hace muchos años y que preferiríamos olvidar en vez de mascullarlos en silencio durante las horas de soledad en las que el resto de la humanidad nos abandona a nuestra intimidad. ¡De qué modo nos castigamos por ellos! — incluso después de haber tenido un éxito glorioso—, una vez acabada la excitación inicial nos empezamos a dar cuenta de que tenemos que pagar el precio de esa gloria, ya que, después de todo, somos seres humanos despreciables e imperfectos.

Sin embargo, usted tendrá que dejar atrás estas actitudes destructivas y comenzar de nuevo a fin de romper el círculo vicioso de la culpa y la recriminación. Perdone a los demás por completo. Después perdónese a sí mismo. Ahora se encuentra camino a una nueva vida. Nada de lo pasado le perseguirá si es sincero en su afán de mejorarse.

El perdón de Dios

Confiemos que tenga ganas de aprovechar esta nueva situación, pero tal vez piense que Dios, o quien usted crea que maneja el orden del Universo, no va a permitir que usted salga impune así como así. Vamos a analizar este malentendido. Suponga que su hijo se ha comportado mal, quizás por haber robado dulces y haber comido tantos que enfermó del estómago. Le castiga por su fechoría, el chiquito se disculpa y promete cambiar. El pequeño es sincero en su deseo de reformarse. Después de todo, ¿mantendría este incidente contra su hijo? Le castigaría toda la vida por lo que pasó y por lo que ya se disculpó? Si usted sería capaz de perdonar al niño, como haría cualquier ser humano racional, ¿cómo no iba a perdonarnos el poder que llamamos Dios? El Nuevo Testamento tiene un mensaje para todos: "...¿cuál de ustedes, qué padre, si su hijo le pide pan, le daría piedras? ¿O si pide un pescado le daría una serpiente? Si ustedes, siendo imperfectos, saben cómo entregar cosas buenas a sus hijos, cuánto más les dará su Padre celestial a aquellos que se lo piden?" (Mateo 7:9-11).

El dolor y el sufrimiento que experimentamos cuando nos equivocamos no proviene de fuera sino de nuestro interior, ya que, desde adentro, nos previene de cometer errores peores. Pero, en particular, cuando nos arrepentimos, el dolor y el sufrimiento no provienen de Dios, que es demasiado justo y está demasiado ocupado como para guardar resentimiento. Nos aferramos al sufrimiento nosotros solos, y podemos, si queremos, dejarlo ir para comenzar de nuevo. Se empieza perdonando a los demás y se acaba borrando nuestros propios errores.

Incluso los casos extremos nos conducirán a una nueva actitud. Suponga que alguien ha salido de la cárcel después de cumplir su condena. Tal vez desee empezar una nueva vida, pero siente que la sociedad no le va a dar la oportunidad de trabajar ni le va a tener el respeto que merece todo ser humano. Este individuo hará lo que todos necesitamos hacer: cambiar su actitud, pensar y actuar como una persona decente y respetable. En breve, los demás aceptarán su autovaloración. Nos conocemos a nosotros mismos mejor que nadie y si no pensamos que somos valiosos, ¿cómo vamos a suponer que los demás lo harán?

Camino a una nueva vida

Comencemos una nueva vida juntos. Hoy. En este instante. Comenzaremos practicando el desprendimiento y la suspensión del juicio de valor. Estos conceptos no son nuevos ni primordialess, desde luego, pero debemos recordar para ponerlos en práctica. A medida que lo hagamos hay que evitar el falso orgullo que proviene de pensar que somos mejores que los demás. En verdad, no somos ni mejores ni peores, sino que estamos en diferentes niveles de evolución, así que no tenemos derecho a hacer comparaciones envidiosas. Los problemas a los que nos enfrentamos en *cualquier* nivel no se reducen a una sola circunstancia o individuo. Son universales. No obstante, podemos empezar a cambiar el Universo si empezamos con lo único que *podemos* cambiar: nosotros mismos. Pongámoslo en práctica. Ahora. En este preciso momento. Cuando medite decida perdonar los errores de los demás. Después perdónese sus propios errores y vuelva a nacer como un ser humano sincero y valioso.

No espere que suceda un terremoto o caigan rayos y centellas para aplaudir su decisión. De hecho, probablemente no percibirá ninguna diferencia al principio y puede llegar a la conclusión de que nada ha cambiado. Más adelante se preguntará por qué le llevó tanto tiempo aprender una lección tan vital acerca de la vida pero eso será después de que su "nuevo yo" se haya ajustado al cambio.

Se puede utilizar el siguiente ejercicio a fin de apresurar el ajuste. Regrese a la página 00 del capítulo 1 y siga el procedimiento básico de meditación hasta el paso 2c. En ese punto prosiga con los ejercicios de desprendimiento descritos en este capítulo y después vuelva a su pantalla mental.

Una vez que hayan acabado de pasar los diferentes destellos de pensamientos por su pantalla y ésta se haya borrado, visualice una "agresión" o cualquier otro incidente de su vida que le haya provocado angustia. Después continúe con los siguientes pasos:

1. Véase a sí mismo en su pantalla mental reviviendo ese instante y sintiendo el dolor y el sufrimiento que le causó. Después despréndase haciendo como si fuera otra persona que está observando el incidente y será capaz de ver lo que ocurrió tal y como es realmente: algo que le pasó a una persona extraña que no tiene conexión terrenal con esta nueva persona en la que ha decidido convertirse.

2. Repita la visualización con otras dos agresiones que todavía le angustien. Si tiene más "pecados", reúnalos en su pantalla mental y despréndase de todos ellos haciéndose pasar por un espectador que está viendo el espectáculo.

3. Rece la siguiente oración:
   "Este es el comienzo de un nuevo día. El Señor me ha dado este día para que lo utilice y así lo haré. Puedo malgastarlo o utilizarlo para mi bien. Lo que haga hoy es importante porque gracias a ello estoy cambiando mi vida. Mañana, el día de hoy se habrá ido para siempre. Quiero ganar, no perder; bien y no mal; éxito, no fracaso; y no me lamentaré del precio que pague por ello."

4. Sepa que ha sido perdonado y puede volver a nacer en la luz sin tener ninguna conexión con el pasado, su antiguo yo.

5. Use el paso 2 de la meditación básica original. Mientras se enfoca en la pantalla blanca, sumérjase en el silencio y deje que éste le sane todas las viejas heridas. Recuerde siempre permanecer en la luz, ya que la luz apresurará su curación. Complete lo que resta de la meditación básica y vuelva al nivel consciente.

La oración anterior, escrita por los hermanos de Abbey de Genesee, de Piffard, Nueva York, e impresa en las envolturas de su pan, resulta perfecta para su nueva situación. Recomendamos que utilice esta bella invocación, que estos hermanos han tenido a bien compartir con todos nosotros, para comenzar todas sus meditaciones.

La resurrección de sí mismo

Lo que ha realizado en este ejercicio se puede comparar con la leyenda de Dumuzi, un antiguo babilonio. Cada año, Dumuzi moría y descendía bajo la tierra. Cada primavera resucitaba gracias a la diosa con la que estaba casado. Usted, también, ha descendido hasta lo más profundo y ha mudado su antigua vida para volver a nacer. Tal como los cristianos creyeron que Jesús murió por los pecados de la humanidad y fue resucitado, asimismo sepa que su antiguo yo ha sido sacrificado para volver a nacer libre del pasado. Pero, como Jesucristo y no como Dumuzi, su "resurrección" sucederá sólo una vez, en lugar de ocurrir una vez al año.

En este ejercicio ha superado una de las figuras simbólicas más importantes: el círculo. Ha ahondado dentro de sí mismo y ha vuelto para comenzar un ciclo nuevo y mejor. Es más, ha logrado, en cada meditación lo que se llama una *catabase*, descenso a las profundidades a fin de emerger con mayor sabiduría o conocimiento.

Naturalmente, tal vez tenga dificultad en aceptar la permanencia de su renacimiento y empiece a deslizarse hacia a atrás. Si es así no se desaliente. Si trabaja en el desprendimiento y en la suspensión deliberada del juicio de valor durante tres días de tiempo consciente y siete días de meditación no necesitará refuerzo alguno.

Tenga paciencia con los demás y consigo mismo. Los viejos hábitos son difíciles de romper, pero puede lograrlo si persevera. Los procedimientos se volverán más fáciles y sus meditaciones más largas a medida que continúe practicando. Al cabo de unas semanas empezará a recoger los resultados benéficos de su esfuerzo.

5

Las emociones

Si ha sido perseverante en sus ejercicios de desprendimiento quizás haya experimentado algunas situaciones interesantes. Primero, su conducta ha intrigado a los demás. Sus parientes y amigos cercanos tal vez se hayan enojado por lo que les parece "indiferencia" por su parte hacia sus necesidades, o por su "frialdad" hacia ellos. Si es así, ellos, probablemente, han reaccionado con enojo tratando de luchar con usted o, en cierto modo, han intentado "regresarlo a sus sentidos".

Uno de los signos de que el desprendimiento está funcionando bien es la "tormenta psíquica" que se levanta cuando comienza a practicarlo. La razón no es difícil de imaginar. Su familia, amigos y compañeros de trabajo han aprendido a relacionarse con su antiguo yo. Saben exactamente cuánta presión aplicar y cuándo va a rendirse; o sea, cómo mantener su relación en equilibrio. Esto no quiere decir que su conducta esté equivocada. Todos hacemos lo mismo en cuanto a las relaciones con los demás y no debemos criticar a nadie por hacer lo que es necesario. Y tampoco hemos de condenarlos por reaccionar cuando, casi de la noche a la mañana, se cambian los patrones de conducta. Las alteraciones de la personalidad son confusas. Los demás no están preparados para el cambio y desde luego no desean que alguien que aman cambie a peor, y el desprendimiento podría dar la impresión de ser el comienzo. Así pues, tal vez le pregunten si está enfermo porque no "actúa como usted es". Cuando ven que eso no funciona y usted continúa con lo que ellos llaman indiferencia, quizás le acusen de egoísta y de preocuparse sólo por sí mismo.

Por favor, sea paciente con los demás durante este periodo, ya que es normal que se molesten. Y tienen razón cuando le acusan de ser egoísta. Sin embargo, es vital que lo sea para poder aprender lo que es mejor para usted antes de volver a involucrarse en la vida normal. El desprendimiento no está concebido para volverlo un extraño sino para demostrarle los hábitos que posee para que con ello pueda ver lo que está haciendo bien o mal en su vida y, en consecuencia, hacer los ajustes necesarios. Cuando este periodo de aprendizaje termine tendrá mucho tiempo para pedir disculpas; además, sus descubrimientos le ayudarán a hacer amigos más valiosos. Y, si durante el periodo de prueba los demás empiezan a molestarlo y a manifestar negatividad, recuerde que no tiene derecho a juzgarlos ni a sentirse superior. La soberbia es el peor sentimiento que se puede tener hacia los demás y nuestra meta es lograr ser un individuo más amable y comprensivo que los insufribles egoístas preocupados tan solo por sí mismos.

El periodo oscuro del desprendimiento

No obstante, sean cuales sean las reacciones que haya provocado, no abandone su posición de indiferencia temporal a la que llamamos desprendimiento. Maneje las tormentas psíquicas de este periodo sin importar lo difíciles que parezcan, ya que los éxitos importantes no vienen fácilmente. Considérese bajo un necesario periodo de alteración y recuerde que la reforma siempre es molesta y con frecuencia causa agitación. No se desespere en cada faceta de la vida, aunque las cosas parezcan ir mal. Será por breve tiempo. El místico San Juan de la Cruz llamó a este periodo "la noche oscura del alma". Para la mayoría de nosotros San Juan de la Cruz estaba en lo correcto ya que una vez acumulados los efectos de los malos hábitos (lo que se suele conocer como karma), hay que eliminarlos por completo para poder comenzar de cero. Este periodo de reajuste en el que los demás tratan de "traerlo de vuelta a la normalidad" podría ser el más destructivo. De cualquier forma, una vez que haya limpiado los patrones de energía perjudiciales que se adhieren a usted como parásitos aminorando su progreso, las cosas se suavizarán. La tormenta pasará. Surgirá de su desprendimiento con una actitud más tolerante hacia la humanidad y una más profunda apreciación de los problemas de la vida que le hará ver el punto de vista de los demás en vez de ponerse en su contra.

Amor, odio y emociones

En este periodo en el que se está divorciando de su antiguo modo de ser, quizás haya descubierto algo acerca de las emociones. Siempre que se relacionan con el amor o con el odio se sustentan en otra persona. Esto resulta evidente cuando hablamos del amor o el odio hacia alguien, el sentimiento se origina en nosotros y podemos visualizarlo como un abrazo exterior. Lo mismo que se aplica al amor y al odio por los demás es válido para cualquier sentimiento *hacia* nosotros mismos, aunque no sea recíproco. Reconocemos la emoción, desde luego, pero mediante ese reconocimiento también contribuimos a ella. Estamos convencidos de que los demás nos presionan y aprisionan con su amor o con su odio cuando, en realidad, somos nosotros los que no dejamos que se alejen. Para todas las personas el amor y el odio son cosas distintas, y estas emociones están más relacionadas de lo que parece. No obstante, su amor, su odio, su envidia —o cualquier sentimiento que usted tenga hacia los demás— es *su* problema, es asunto *suyo*, es algo con lo que tiene que lidiar y comprender para poder crecer espiritual y psíquicamente. Las emociones que los demás dirigen hacia usted, sin embargo, no son de su incumbencia. Amar, odiar o estar celoso es un sentimiento que les pertenece a ellos, ellos lo generan y ellos deben pagar su precio, incluyendo el ataque que ejercen contra su cuerpo. No tiene nada que ver con usted a menos que lo reconozca, y con ello, lo acepte. En ese caso usted se engancha a sus perseguidores con la seguridad de que es usted la causa directa de sus sentimientos. Pero si se desprende y las deja pasar, las emociones de los demás, o de sus enemigos, salen fuera de su vida. Ése es el significado de la frase de Shakespeare: "mata con la amabilidad". La orden de "matar" no es psíquica ni tiene que ver con la venganza; simplemente quiere decir que cuando se deja de aceptar a un enemigo, éste desaparece, cambia o se enfoca en otra persona.

Si le resulta difícil de creer, intente hacer un experimento sencillo. Haga como si una persona que le odia fuera un palo ardiendo. Usted sostiene ese palo con las manos sabiendo que cuánto más tiempo lo sostenga mayor es el peligro ya que seguirá ardiendo hasta que le queme. Desde luego que no va a dejar que esto suceda. Soltará el palo y se alejará de él dejándolo arder por sí solo. Esto es precisamente lo que sucede con las emociones negativas que los demás sienten hacia usted. *A menos* que usted las acepte y se enganche de ellas, no pueden afectarle de ninguna manera. Si cree que sus enemigos le van a perseguir piense de nuevo en el palo. Aunque utilicen un hierro candente para atacarlo usted todavía puede alejarse y apartarse de su camino.

El peso del odio

El odio o cualquier otro sentimiento negativo que alguien siente hacia usted es problema y responsabilidad de esa otra persona, no suyo. En realidad no tiene nada que ver con usted. Puede producirse porque otra persona reconoce alguna cualidad en usted que intenta reprimir o crear en sí misma. En cualquier caso es una especie de cumplido. Algo de usted resulta tan importante como para causar que otro ser humano, que se rinde a su aversión, le tema, y ese miedo se convierte en enemistad. Esto debe halagar su autoestima ya que usted piensa que no ha hecho nada para merecer esa reacción. Si lo merece o no, no tiene la menor importancia. Mientras sostenga esta emoción negativa proyectada por otra persona, está permitiendo que aquélla le diga lo que debe sentir acerca de usted mismo. Es ridículo. *Usted es usted, único e importante para el Universo, y debe darse el valor adecuado en vez de permitir que los demás lo hagan por usted.*

Apártese ya de quienquiera que sea el individuo a quien no agrada o que intenta hacerle daño por cualquier motivo. En los siguientes ejercicios de meditación se dan frases que ayudan a lograr el alejamiento. Úselas. Aleje las emociones destructivas alimentadas por otra persona y será libre, ya que cada persona a la que se enganche le tendrá encadenado para siempre.

Desprendimiento temporal del amor

Aunque son placenteras, las emociones positivas, como el amor, también pueden ser esclavizantes. Si desea avanzar debe liberarse de los lazos del amor con la finalidad de observar sus efectos. No le estamos pidiendo que comience un divorcio emocional, de ningún modo. Puede regresar a su estado normal en un par de días y tan sólo necesita —durante el periodo de desprendimiento— dejar de sentirse afectado por los caprichos y estados de ánimo de los demás. Por ejemplo, ¿por qué ha de estar contento si el otro sonríe? ¿Por qué debe permitir que otra persona le dicte sus sentimientos? ¿Por qué ha de jugar el juego de otro por mucho que lo ame? Deje que el otro venga o se vaya, se enoje o sonría; no es su problema. Si es bueno para usted que este individuo le ame, nada podrá cambiarlo. Si no es así, no podrá hacer nada para lograrlo, así que es mejor que lo acepte a fin de obtener un bien mayor. Y eso es lo que sucede siempre. Nada se le quita sin que sea sustituido por algo mejor.

Además, el amor no admite reservas. Se puede tomar esta apreciada cualidad como si se deseara beber de una fuente sin tener un vaso. Las manos podrán acaparar lo suficiente para refrescarse pero, si se aprietan los dedos, el agua —o el amor— se resbala.

Para volver a nacer hay que ser libre. Libere a los demás de las emociones que sienten por usted y a usted mismo de las que sienta por los demás y se liberará de la dependencia de cualquier persona o cosa de este mundo.

Cuando acabe el periodo de desprendimiento y observación habrá aprendido cosas importantes acerca de las emociones y podrá reunir las más positivas, como el amor. El ejercicio es meramente temporal.

Mantener las responsabilidades

No obstante, esto no significa que abandone sus responsabilidades. Debe continuar cumpliendo con sus deberes hacia la familia, empleados, maestros, amigos y conocidos. Todo lo que va a hacer es dejar de esperar resultados de cualquiera de ellos. Si gana un sueldo no espere una recompensa pues es su deber. Si le entrega un regalo a un amigo no espere otro a cambio, ni siquiera un agradecimiento. Si recibe felicitaciones, qué bueno; pero si no, ya fue suficiente gusto para usted el haber dado el regalo y no tiene la menor importancia si el que lo recibe está agradecido o no. Si usted es amable con una persona que devuelve las amabilidades, usted recibe algo extraordinario. Pero si usted es amable con una persona desagradecida ahora tiene una auténtica oportunidad de ejercitar sus músculos espirituales. La ingratitud es problema de los demás, no suyo. Usted hizo lo que debía, lo que tenía que hacer para lograr su propósito en la vida, sin tener en cuenta la reciprocidad. No debe esperar nada a cambio de su buena conducta: ni sonrisas, ni regalos, ni amistad.

Al principio podría parecer extremadamente egocéntrico preocuparse sólo por las propias reacciones. De acuerdo, usted va a ser egoísta durante un tiempo, aunque el sacrificio es necesario. LO QUE ES BUENO PARA USTED ES BUENO PARA SU MUNDO, y ello incluye a todas las personas que se encuentran en él. Si no es feliz, ni se siente razonablemente contento, los que están a su alrededor tampoco lo pueden ser. La felicidad comienza por la suya propia.

Ciertamente, al principio los demás pueden malinterpretar sus actos, pero no deje que esto lo detenga. Su tarea consiste en deshacerse de toda relación emotiva durante el tiempo necesario para comprender cuáles son verdaderamente buenas o malas para usted. Una vez que lo sepa se dará cuenta de que sus responsabilidades hacia los demás han aumentado en vez de disminuir y de que es considerablemente más difícil hacer lo que *realmente* está bien para usted y para su mundo (aunque luego se le hará más fácil porque será capaz de asumir cualquier tarea). Lo que esté equivocado dentro de su mundo se volverá correcto en el momento en que cambie su modo de enfocarlo. Recuerde que el ejercicio de desprendimiento no es permanente.

Lo bueno y lo malo

Hay conceptos que se deben eliminar por completo. Algunos de ellos son las dicotomías que fabrica la sociedad: correcto e incorrecto, bueno y malo, etcétera. El orden natural no tiene estas contradicciones. No existen absolutos sino matices de gris dependiendo de la manera de percibir las situaciones de cada individuo. La sociedad en general inventa opuestos y la humanidad está metida en un campo de batalla. Esta división se originó hace siglos en la religión de la civilización occidental cuando nuestros antepasados decidieron que lo que no era Dios, o bueno, tenía que ser su opuesto, el demonio, o malo. Una vez tomada esta decisión se procedió a instaurar reglas y regulaciones con las que la gente estuvo conforme.

Hemos aceptado estas reglas impuestas como parte de nuestro condicionamiento cultural. Ahora ha llegado el momento de ser realistas respecto a ellas. El hecho es que NO HAY NADA QUE SE PUEDA DEFINIR COMO BUENO O MALO EXCEPTO EN TÉRMINOS PERSONALES.

La alimentación, por ejemplo, es necesaria para todas las criaturas.

Un león necesita alimentarse para existir; por lo tanto los actos que realiza con la finalidad de asegurarse el alimento no son buenos ni malos. Mata para vivir, no por placer. Los seres humanos, de igual manera, necesitamos comida, pero en nuestro caso es más complicado. Con frecuencia matamos por deporte. Podríamos justificar este hecho si nos comiéramos nuestras propias presas. Sin embargo, a menudo, los animales muertos se tiran y se descomponen. Muchas personas lastiman especies menores simplemente porque tienen ese poder. Una hormiga dentro de su hábitat natural no se ve amenazada por ninguna persona, pero mucha gente —adultos y niños— aplastan deliberadamente una hormiga, una araña o un escarabajo con el pie, aunque estas criaturas realizan una función específica de la que no tenemos noción; forman parte del Universo y por tanto merecen seguir existiendo.

"No sólo de pan vive el hombre..."

No todo lo que comemos es beneficioso para el cosmos. Por sí sola la comida es benigna, inocente. Se hace mal uso de ella cuando se come demasiado, poco o en combinaciones erróneas. E incluso cuando es saludable para la mayoría puede ser perjudicial para una persona específica, como un enfermo de úlcera o un diabético. Usando un ejemplo más extremo, los bebés que padecen PKU (phenylketonuria) poseen un metabolismo deficiente y no pueden asimilar las proteínas que todos necesitamos. Estos bebés han de mantener una dieta estricta a fin de no sufrir un daño cerebral. La comida en sí no es un pecado nunca. Lo que es "bueno" o "malo" se debe determinar sobre una base individual.

El alcohol es otra sustancia benigna. Si se toma con juicio puede relajar las tensiones. Sin embargo, para los que tienen ciertos desequilibrios químicos, que los convierten en alcohólicos en potencia, puede resultar perjudicial. El uso o el abuso es una decisión individual e incluso los que abusan ocasionalmente tienen razón en rechazar su intemperancia. La forma más suave del castigo es la resaca, pero los indulgentes que llegan hasta el punto de emborracharse tienen que arrepentirse además de los actos que hicieron o lo que dijeron en ese estado. Aun así uno no puede culpar al alcohol; es el individuo el que absurdamente "pone en sus labios lo que le hará perder la cabeza".

Las otras drogas aparte del alcohol son asimismo neutrales. Pueden utilizarse para aliviar dolores si se toman como medicamento, o pueden ocasionar dolores, sufrimientos indescriptibles y complicaciones para el resto de la vida a los que abusan o por cualquier motivo viven dependiendo de ellas.

Pero el uso o el abuso van más allá de lo que ingiere la humanidad. Toda sustancia, fuerza o emoción es gobernada por una misma ley. El dinero, por ejemplo, puede ser un arma peligrosa en manos de un ser humano, o ser una bendición en manos de otro. El dinero no es bueno ni malo. La forma en que se utiliza determina su efecto.

La misma regla se aplica al poder, el éxito, la educación, etcétera. Lo que se usa con sabiduría para nosotros mismos sirve para nuestro propio bien y el bien del mundo. Cuando se llega a los extremos se crean los problemas.

Incluso las cualidades abstractas entran dentro de esta regla. Por ejemplo, la honestidad se considera una virtud. Muy poca ocasionará la falta de confianza en alguien y demasiada puede resultar desastrosa si esa persona se siente orgullosa de ser "honesta" y por tanto excusa sus intentos deliberados de lastimar a los demás. Cualquier virtud se puede convertir en un vicio si se lleva a los extremos, un hecho que los paganos de la antigüedad conocían perfectamente. Pensaban que la mesura era lo correcto y que se podía hacer todo con moderación, concepto que el escritor romano Horacio llamó más tarde la Regla de oro. Todavía resulta válida. Cada quien tiene la responsabilidad de no llevar las cosas a los extremos. Tal vez sea otra manera de describir el libre albedrío, ya que la decisión que toma debe ser suya y de nadie más y la forma en que utilice sus emociones, talento o posesiones materiales, es responsabilidad únicamente de usted.

Ahora que hablamos del tema de las emociones, las drogas y el dinero vamos a explorar un poco más y determinar qué actitudes hacia ellos necesitan modificarse.

Hemos puesto énfasis en que usted y sólo usted es responsable de *sus* emociones. En este preciso momento le pedimos que las observe y las deje pasar sin juzgar si son buenas o malas. No obstante, cuando termine con estos ejercicios de desprendimiento, se enfrentará a una serie de problemas nuevos: si debe permitir que las emociones ardan por completo o se extingan, cómo abordar las explosiones emotivas o si debe aceptar o evitar a las personas que exhiben emociones que usted considera perjudiciales.

Emociones que tensan el cuerpo

Las emociones son transitorias y se deben tratar como si usted fuera su anfitrión: con cortesía y consideración. Sin embargo, son fuertes cargas psíquicas mientras duran y suprimirlas durante mucho tiempo podría ocasionar tanta presión que las haría explotar. Por eso, para expresar cualquier emoción hay que tensar el cuerpo, ya sea en forma de una alta presión sanguínea o de emisión de adrenalina, que serían dos de los posibles resultados. Viéndolo de modo objetivo, ambas alternativas son malas por igual. Una persona que no demuestra ninguna emoción parece un zombie que no se preocupa ni de sí mismo ni de los demás.

Entonces, ¿cómo abordaremos este problema? Como seres humanos racionales debemos hacernos algunas preguntas. Primera, ¿es la situación lo suficientemente importante como para excitarse? Sea honesto consigo mismo cuando responda. Si tiene la presión baja puede tener una explosión emocional con mayor rapidez que una persona con presión alta o padecimientos cardiacos, aunque en ambos casos el estallido ocasionará los mismos efectos que ya mencionamos en el organismo. ¿Cree que la satisfacción momentánea de "eliminar su frialdad" está justificada realmente? ¿Desea exponer su organismo a tanta tensión?

Cualquier emoción tiene un efecto en el organismo. Las positivas como el amor y la felicidad son suaves y curativas; pero la negativas como el odio, la envidia y la maldad minan el vaso que las contiene: el cuerpo. A medida que pasa el tiempo pueden ocasionar úlceras, ataques de corazón, cáncer o cualquier otra enfermedad. ¿Necesita realmente castigarse de esa manera?

En busca del alma

Otras cuestiones que ha de preguntarse son estas: ¿Por qué me produce emociones esta situación? ¿Es verdaderamente una experiencia amenazadora o hay algo oculto, razones subconscientes que han salido a relucir? Como dicen los yoguis: ¿REALMENTE IMPORTA? No acepte la primera respuesta que le venga a la mente. Realice una búsqueda profunda en su alma. Y no deje de hacerse la pregunta hasta que esté completamente satisfecho con la respuesta. Cada vez que permite que sus emociones surjan sin analizarlas establece un precedente. La situación que le excita no sucederá una sola vez sino que se repetirá y le permitirá descubrir las verdaderas razones por las que reacciona de una manera tan dramática. Sólo entonces podrá determinar si su reacción está en proporción al estímulo.

Como habrá notado, el tema anterior se ha analizado en términos negativos ya que las emociones que más perjudican son las negativas. El amor, la felicidad o la simpatía por los demás son estados emocionales también y relajan el cuerpo en lugar de excitarlo. Las emociones positivas se pueden sentir a voluntad, aunque se debe observar moderación. Usted puede determinar lo que va demasiado lejos para usted y sabe por instinto lo que está bien. Si piensa que no puede confiar en sus instintos atrévase porque la meditación agudizará su capacidad para ello.

Problemas con las drogas

Uno de los problemas más opresivos de la sociedad actual son las drogas. Existen numerosas variedades. La cafeína es una de ellas. El alcohol es otra. La mariguana y el L.S.D. son otras. Las píldoras sedantes y para dormir alteran la mente. La aspirina afecta al sistema nervioso. El que sean de uso común no supone ninguna diferencia. Alteran alguna parte del organismo y son drogas. Como se ha establecido con anterioridad, usted tendrá que determinar si va a utilizar estas sustancias, y si es así, cómo y cuándo. Naturalmente, si está bajo tratamiento médico, sería una locura ignorar los consejos y la atención requerida según su prescripción. Más adelante, en nuestro estudio, cuando esté centrado, podrá descartar algunas medicinas que ahora necesita. Por el momento trabaje con la meditación y la medicación. Si necesita píldoras para dormir, terminará por aprender a relajarse y a dormir profundamente sin su ayuda. No son necesarios los sedantes para estar en calma. Incluso la aspirina será cosa del pasado ya que sabrá cómo prevenir los dolores de cabeza o cualquier otro que ahora se alivia mediante la aspirina o sus derivados. Pero debemos prevenirle de nuevo: esto será en el futuro.

La mayoría de las personas que se toman en serio la meditación encuentran que las drogas son un estorbo. Sobre todo en el caso de los drogadictos. Muchos individuos de nuestra sociedad han intentado abrir su mente y forzar las puertas de la percepción a través de las drogas. Una vez que se interese en la meditación aprenderá que es infinitamente más fácil y seguro por vías naturales y que seguir utilizando drogas tan sólo impide un progreso mayor.

Para las drogas menores como el alcohol, el café o el té no existen reglas generales. Muchos meditadores se abstienen por completo del alcohol porque impide realizar la meditación, pero si usted disfruta del alcohol con moderación no hay razón para abandonarlo. Cada persona debe hacerse consciente de sus propias señales y si llega el momento de dejar de tomar bebidas alcohólicas, lo sabrá.

Nosotros pensamos que una droga común, el café, es un estorbo para meditar y hemos descubierto que no existe ningún problema en cambiar de veinte tazas de café negro al día a unas pocas de descafeinado, e incluso agua caliente en los días de ayuno semanal. Añadiremos que ninguno de estos cambios sucedió de la noche a la mañana. La aspirina fue lo primero que desapareció. Alrededor de un año más tarde comenzamos a omitir las bebidas sociales y las sustituimos con agua helada con una rodaja de limón para quitar el sabor a cloro. Pasó otro año y medio antes de abandonar el café y empezamos a experimentar el ayuno semanal unos cuantos meses después. En cada caso nuestro propio cuerpo nos alertó de que necesitaba el cambio. El suyo lo hará también cuando alcance el punto en el que será beneficioso para usted.

Ayunos y dietas de restricción

No trate de forzar su progreso y no se preocupe por lo que hagan los demás. El ayuno no es para todo el mundo. Tampoco el vegetarianismo, aunque algunos promotores de los alimentos naturales le hayan hecho pensarlo. Tal vez su cuerpo necesite la carne, así que a menos que pierda el gusto por ella debe continuar su dieta normal y comer carne con moderación. Algunos psíquicos avanzados son vegetarianos y otros comen carne, igual que unos son fumadores y otros no. Cada uno de nosotros reacciona de manera diferente a las drogas comunes como el café, a los alimentos aceptados generalmente, como la carne, y a fumar. No hay reglas establecidas para todos. Es más, NO EXISTEN MODELOS PSÍQUICOS. El uso o no de estos estimulantes suaves no le convertirá en un mejor meditador ni incrementará sus cualidades psíquicas —que aparecerán a medida que vaya avanzando espiritualmente— aunque el abuso de las drogas supondrá un alto en el camino.

Cuando abordamos el tema de lo que es bueno o malo para el individuo debemos discutir cómo influye del dinero en la vida. Ningún otro tema provoca más argumentos conflictivos que el de la riqueza y la pobreza. En Estados Unidos se pone un gran énfasis en el dinero. Se afirma que las personas valiosas y trabajadoras se hacen ricas. Al mismo tiempo, muchos sufren de la culpa proveniente de frases bíblicas como "es más fácil que un camello pase por el orificio de una aguja que un rico entre en el reino de los cielos" (Mateo 19:24).

Ya que el dinero es tan importante en este mundo material, resulta confuso determinar qué debemos creer y cómo debemos utilizar nuestro caudal.

El amor por el dinero

El dinero, igual que las drogas y la comida, es neutral, ni bueno ni malo. La forma en que se emplea determina su efecto, e incluso así, el individuo es el responsable en lugar de la intención con la que se produce el intercambio. Si usted toma este pensamiento en su meditación y recapacita sobre él descubrirá que es cierto. Aparte unos momentos en su meditación para pensar acerca del dinero durante esta semana. Hacerlo aliviará el dolor de los acaudalados que piensan que trabajaron duro y se merecen la recompensa por su labor, aunque posean mucho y otros no tengan nada. Pero el *amor* por el dinero es la raíz de la maldad; el énfasis en él por sí solo es erróneo. La manera en que se utiliza determina si es bueno o malo. El amor y el atesoramiento de posesiones obtenidas mediante el dinero no produce nada bueno. Lo que se posee puede encadenar igual que la emoción del odio. Pero la persona que puede disfrutar de sus posesiones sin ser esclava de ellas, sin ser poseída por ellas en lugar de por los que le rodean, puede descansar tranquila.

La concentración en el tema durante la meditación puede lograr maravillas para los que piensan que son pobres. La mayoría de las personas que carecen de lo básico tienen la profunda creencia subconsciente de que el dinero es la raíz de todo lo malo y que mientras permanezcan pobres estarán a salvo. Tal suposición es ridícula, por supuesto. Como dijimos antes, el dinero no es bueno ni malo. A riesgo de parecer materialistas, debemos decir que esta actitud se debe cambiar. La meditación no pretende ser un método para hacerse rico, pero una vez que un individuo se coloca en la estructura mental correcta y comienza a vivir como un ser humano valioso, cualquier cosa y todo lo necesario para la comodidad y el avance llegará. Esto incluye el dinero y las posesiones materiales. Si es pobre, tiene deudas, o incluso se ve necesitado, tan sólo ha de cambiar sus convicciones interiores para cambiar sus circunstancias.

Atributos positivos

Discutiremos el amor por el dinero más adelante cuando lleguemos al tema de la renovación y la reprogramación y, a fin de prepararnos para esas lecciones, le pediremos que elabore una lista de todos sus atributos positivos. No sea modesto. Su lista será privada, sólo para sus ojos, para que nadie tenga la oportunidad de reclamar. Ahora mismo, en este momento, piense en todas las cosas por las que piensa que es una buena persona. No las enumere de forma negativa. Si le hace falta dinero, por ejemplo, debe escribir "Quiero tener tranquilidad económica". Un deseo de esta especie es algo positivo, aunque estamos seguros de que podrá encontrar mejores ejemplos.

Cuando haya realizado su lista positiva, escriba tres —solamente tres— faltas de su "antiguo yo". Examínelas con detenimiento y vea cómo puede cambiarlas por atributos positivos. Durante sus meditaciones de esta semana repase la lista positiva y determine que el "nuevo yo" puede transformar las antiguas y peores faltas en virtudes. Mantenga su lista a la mano y revísela todos los días.

Hemos hablado de muchos temas en este capítulo, sobre los cuales debe trabajar en sus meditaciones. En esta semana incluya los siguientes:

1. Alejamiento de los individuos con los que haya discutido o le hayan desagradado. Puede utilizar el siguiente ejemplo, o cambiarlo, si lo desea:

   ___________________ es hijo de la luz, igual que yo soy hijo de la luz. La luz guía a cada uno de nosotros hacia lo mejor. En pleno uso de mi libertad libero a ___________________ hacia la luz para que pueda encontrar lo mejor. Hay paz, comprensión y amor divino entre nosotros.___________________ camina por la luz.

2. Ejercicios de desprendimiento, si todavía los necesita.

3. La oración de "comienza un nuevo día" de la página 00, u otra que considere adecuada.

4. Examen de sus emociones.

5. Examen de sus actitudes acerca de la comida, la meditación, el dinero, etcétera.

Además de lo anterior no deje de lado la parte más importante del trabajo de meditación: la quietud mental y el silencio. Por supuesto que es difícil y por ello hemos utilizado la pantalla en blanco para ayudarlo a cumplir con esta tarea. Ahora le sugerimos otra forma de obtener el silencio mental: empleando un mantra (modelo de sonido) que le ayudará a desvanecer los pensamientos que corren por su mente como ardillas dentro de una jaula redonda.

Mantras

El mantra oriental tradicional es *Om*. Para usarlo inhale profundamente y cuando exhale cante "Oo...ooo...mmm" hasta que haya terminado de salir todo el aire. Inhale de nuevo y exhale con el *Om* repitiendo este sonido sagrado hasta que sea capaz de visualizar su pantalla mental en blanco.

No hay nada mágico en el *Om*. Cualquier sonido positivo puede reemplazarlo, aunque debería ser un monosílabo o algo inspirador. Más adelante usted se dará cuenta de que no lo necesita o que podrá obtener mejores resultados con la meditación básica. Haga lo que le parezca apropiado en cada momento. Deseamos tan sólo presentarle diversas técnicas para que conozca lo que otras disciplinas de meditación tradicionales utilizan y pueda adoptar la que esté de acuerdo con sus necesidades.

De momento debe meditar por lo menos una vez al día. Muchos grupos recomiendan una en la mañana y otra en la noche, pero su disposición y sus circunstancias tal vez le impidan tener una sesión doble. Repetimos, depende de usted el determinar el procedimiento a seguir, aunque esperamos que intente usar el mismo lugar y aproximadamente la misma hora para su trabajo de meditación.

No se sienta culpable por apartar estos momentos para sí mismo si es que tiene otras obligaciones, como todos tenemos. Puede recuperar el tiempo para hacer lo más importante. Es más, LO QUE ES BUENO PARA USTED ES BUENO PARA SU MUNDO, ya que su mundo no puede ser feliz si usted no lo es. Avise a su familia y amigos de sus necesidades e insista en mantener su horario de meditación. En esta etapa de crecimiento nada es más importante que el tiempo requerido para mejorarse. Su trabajo le estará esperando cuando acabe. Su crecimiento no puede y no esperará. Perdónese, se lo merece. Si actualmente no está convencido, dentro de unas semanas lo estará, y entonces incluso el más seguro de ustedes se quedará asombrado por las maravillas de su nuevo yo.

6

La luz frente a la oscuridad

El mal sí existe. No se equivoque. En algunas situaciones habrá podido percibir cómo emana de ciertos individuos. Las vibraciones pueden ser tan poderosas que permanecen en la atmósfera mucho después de que la persona responsable se haya ido. Las personas sensibles pueden percibirlas —en una habitación donde se ha cometido un crimen violento, por ejemplo— ya que los pensamientos pueden tomar formas tan reales como una mesa o una silla. Se pueden manifestar como fantasmas o, más a menudo, dan una atmósfera maligna a un lugar particular.

Aun así, el mal no se confina a las personas violentas, los criminales o a nuestros oponentes. Está presente en cada criatura. Existe en todos nosotros y así es como debe ser ya que somos seres poseedores de la libre voluntad y, a menos que dobleguemos los poderes oscuros, se nos negará la fuerza de la luz. Forman parte del mismo espectro.

La decisión está por tanto en manos de cada persona. Se pueden utilizar las fuerzas destructivas de la oscuridad para hacer estragos en la vida de los demás y posiblemente se haga con éxito, durante un tiempo. Una victoria de ese tipo es efímera. Sea lo que sea lo que enviemos nos será devuelto doblado y redoblado y, una vez que entremos en el mundo psíquico, aprenderemos que lo que lancemos regresará de vuelta como si fuera un boomerang, y nos lastimará a nosotros en lugar de a nuestro objetivo. La ley del regreso inmediato se aplica, principalmente, a cualquier intento de alteración de la vida de los demás, o de intervenir en su libre voluntad. A medida que progrese descubrirá cómo ayudar a los demás a resolver sus problemas, pero por el momento debe mantener una política no intervencionista, sin importar lo buenas que sean sus intenciones. A la única persona que usted puede cambiar es a usted. Si su mundo está desajustado, su viejo yo es el responsable; ninguna otra persona ni circunstancia.

Todos los seres humanos inteligentes se dan cuenta de que deben pagar el precio de sus actos. Por lo tanto, escoger el mal es contraproducente. No obstante, la mayoría de nosotros comprende que no somos todo bondad y que sentimos la inclinación por saber si nuestras decisiones son realmente correctas. Nos sentimos particularmente ansiosos cuando tomamos la resolución de volver a nacer ya que como las reglas de la sociedad acerca de lo que está bien o mal no se siguen aplicando, parece que nos quedamos solos.

Por supuesto que esto no es verdad. No podemos juntar a los que llamamos "el pasado" y a los que en el presente se unen a nosotros en nuestra búsqueda de un mundo mejor. De hecho, la mayoría de las personas son buenas casi todo el tiempo y si nos preguntamos cuántas personas malas conocemos nos daremos cuenta de que son escasas. Como individuos somos buenos, tan sólo revise su lista de atributos positivos para convencerse de que usted lo es. Entonces, si su antiguo yo posee tantos elementos positivos, ¡imagine lo que podrá ser su nuevo yo!

Caminar en la luz

La agonía respecto a qué decisiones debe tomar puede cambiar y cambiará cuando aprenda a caminar en la luz. En la primera meditación le solicitamos que se visualice saliendo del elevador hacia una columna de luz que brilla de arriba abajo. Al principio esta luz debe ser imaginaria. Si sigue encontrando difícil visualizarla imagine una luz centelleante o un foco suspendido encima de su cabeza que le siga cuando se mueva. Desde ahí puede extender la visualización y ver la luz que emana de una nube y se enfoca sólo en usted mismo. Aunque omita otras instrucciones para la meditación asegúrese de permanecer en la luz. Le iluminará, rodeará y protegerá, ya que es la fuente de todo el bien. Los seres humanos la han utilizado desde el comienzo de la civilización occidental. Los egipcios reconocían su poder y la adoraban llamándola el dios Sol, aunque en su país, como en cualquier desierto, el sol constante y sin descanso, junto con sus efectos devastadores, se podría considerar un enemigo mortal en vez de un benefactor. Sin embargo, como en la mayoría de las culturas de todos los tiempos y de todo el mundo, los egipcios comprendieron que el Sol, y no la sombra o la lluvia, era su principal fuente de bondad. Hoy día percibimos el Sol como una fuerza natural creada por una fuerza todopoderosa y lo utilizamos como símbolo del Poder Supremo.

La luz y la creación

Los antiguos hebreos también relacionaron la luz con el Creador. En el Génesis se dice: "Dios dijo: He aquí la luz, y se hizo la luz. Y Dios vio que la luz era buena, y Dios separó la luz de la oscuridad. Y Dios llamó Día a la luz y Noche a la oscuridad" (Gen. 1:3-5).

Los primeros cristianos hicieron la misma asociación. San Juan 12:35-36 dice: "Entonces Jesús les dijo: Aún por poco tiempo permanecerá la luz entre vosotros. Andad mientras tengáis luz, no dejéis que os invadan las sombras, ya que los que caminan en la oscuridad no saben a dónde van. Mientras tengáis luz creed en la luz y seréis hijos de la luz."

En la carta a los efesios 5:8-14 San Pablo aconseja: "Antes estábais en penumbras, pero ahora estáis bajo la luz de Dios: caminad como hijos de la luz... Y no participéis de los inútiles trabajos de las tinieblas, sino más bien desaprobadlos... Pero, todas las cosas que desaprobáis se manifiestan por la luz, porque la luz todo lo hace manifiesto. Por lo cual, dice: despierta tú que duermes y levántate tú que estás muerto, y Cristo te iluminará."

Independientemente de la fe que usted profese, la luz equivale a una fuerza superior. Se usa además para referirse a los logros intelectuales en términos como "vi la luz" o "a la luz de estas investigaciones" o "fue una experiencia que me iluminó".

Sea cual sea su razón para aceptarla, rodéese de luz durante sus experiencias alfa, o de meditación. En el ejercicio final de este capítulo se le mostrará cómo utilizarla para protegerse durante o después de la meditación, con lo que podrá "caminar en la luz" siempre. En donde quiera que se encuentre con el mal, estará a salvo de su ataque. Los individuos o situaciones que antes le asustaban no lo harán bajo la luz. Las decisiones que tome en la luz serán las correctas y no necesitará preocuparse por ello en adelante.

A fin de proporcionarle un ritual de pasaje para su renacimiento como criatura de la luz añadiremos otro ejercicio al final de este capítulo, aunque esa iniciación no será realmente necesaria para los que decidan renacer.

Se debe mencionar otra referencia de la Biblia respecto a la luz y en relación con nuestros antepasados, debido a que la identifica como símbolo de importancia. Mateo 6:22-23 afirma: "La luz del cuerpo es el ojo. Si tu ojo es bueno todo tu cuerpo estará lleno de luz. Pero si tu ojo es malvado todo tu cuerpo estará en la oscuridad. Y si la luz que hay en ti es oscuridad, ¡cuán grande será esa oscuridad!"

Abrir el tercer ojo

Este mensaje críptico tiene sentido si recordamos que Horus, el dios egipcio de la luz y el cielo al que su malvado tío le sacó un ojo y quien después de recuperarlo lo donó a su padre Osiris, cuyo nombre significa "asiento del ojo" . Mateo testifica su continuidad como símbolo en la era cristiana, e incluso los padres fundadores de América lo consideraron de suficiente importancia como para incorporarlo al Gran Sello de Estados Unidos. Otras civilizaciones lo respetan por igual. De los yoguis y otros santos de las religiones orientales nos llega información acerca de un órgano que místicos de todos los tiempos han llamado el tercer ojo. Está localizado entre los dos ojos, en la raíz de la nariz, sobre la glándula pituitaria y debe activarlo la persona iluminada, se prende literalmente desde el interior.

Si esta teoría le resulta del todo imposible de creer tenga paciencia. El tercer ojo místico tiene una explicación racional o biológica que discutiremos cuando estudiemos las glándulas corporales. Por el momento considere su importancia como símbolo desde los egipcios hasta nuestros días, y su conexión con la luz que entra en la conciencia a través de la estructura fisiológica del ojo.

A diferencia de la luz, la pantalla mental que le pedimos que imaginara no es un símbolo. Ésta le ayudará a centrar su atención y le asistirá cuando practique el desprendimiento durante la meditación. No obstante, si en adelante no necesita este tipo de aparato para desprenderse o centrarse, elimínela. A la mayoría de las personas les resulta una herramienta útil al principio, pero al final todos los que meditan prescinden de ella.

Del mismo modo, la mayoría de los lectores encontrarán que es de utilidad emplear los ejercicios de relajación durante unas cuantas sesiones. Una vez que aprenda a relajarse sin ellos elimínelos de su programa básico de meditación o sustitúyalos por una instrucción corta como "relájate cuerpo".

Ninguna de las técnicas para entrar o salir de la meditación es sacrosanta y ninguna se debe considerar permanente. Prepárese a abandonar los métodos innecesarios, a cambiarlos y a estar abierto a nuevas experiencias a fin de que su mente se pueda expandir lo más rápidamente posible. Ése es todo el trabajo que debe hacer. No hay nada extraño ni oculto en el proceso mental. Es simplemente que no lo comprendemos. De todos modos, es mejor adoptar una actitud de cierto escepticismo. Trate de tener la mente abierta, pero cuestione cualquier afirmación de otra persona referente a poseer capacidades sobrenaturales. Crea sólo lo que provenga de su experiencia personal y tampoco se apresure a sacar conclusiones de sus propias experiencias. A medida que vaya progresando aprenderá a valorar e interpretar correctamente los fenómenos que le sucedan sin engañarse a sí mismo. Este conocimiento le sobrevendrá a través de la meditación; así pues, siéntese en una postura cómoda, con la espalda derecha, la cabeza erguida y prepárese a comenzar con las instrucciones básicas.

Iniciación dentro de la luz

Para una iniciación formal dentro de la luz se recomienda la siguiente adaptación de la alegoría de la cueva de Platón. Puede solicitar que una persona de su agrado le lea mientras medita, pero si prefiere trabajar solo grábela y escúchela durante su meditación. Si nada de lo dicho anteriormente le es posible, familiarícese con los detalles y visualícelos mientras medita.

En todos los casos deje que la acción que describe Platón se proyecte frente a usted en su pantalla mental. Véala como si le estuviera pasando hoy en vez de hace cientos de años cuando Platón puso estas palabras en boca de Sócrates en el libro VII de *La República*.

Proceda primero con su meditación básica hasta el punto en donde sale del elevador. Siéntese bajo una luz suave y escuche lo siguiente:

Junto con otros seres humanos, usted vive en una cueva que tiene a todo lo largo una abertura que deja libre el paso a la luz. Al igual que los demás, usted es un prisionero que desde niño ha estado encadenado de pies y cuello para que no se pudiera mover y tan sólo puede mirar hacia el frente porque las cadenas le impiden girar la cabeza. El túnel que conduce a la luz está detrás de usted y por ello usted desconoce su existencia. Asimismo, a su espalda, a cierta distancia y a cierta altura hay un fuego cuyo fulgor les alumbra y entre ese fuego y los prisioneros hay un camino escarpado con un muro a lo largo, semejante a las vallas que los charlatanes ponen entre ellos y los espectadores.

Unos hombres pasan a lo largo del muro portando toda clase de objetos, estatuas y figuras de manera que sobresalen por encima de ese muro. Algunos hablan y otros permanecen callados.

Usted no ve ni a las personas ni los objetos, sólo las sombras que proyecta el fuego en la pantalla que está frente a usted. Por tanto, usted las percibe como sombras y si usted o los otros prisioneros hablan de ellas las describen como si las sombras fueran algo real.

Si la cueva tuviera eco, cuando las personas hablaran usted pensaría que eran las sombras las que estaban hablando.

Ahora imagine que es liberado de sus cadenas y obligado a levantarse y darse la vuelta para observar el fuego y la luz de entrada a la cueva. ¡Qué dolor sufriría! Lo que le calmaría sería ver las llamas del fuego y la luz que, aunque suave, invade el túnel. ¿Cómo podría evitar ese resplandor al que no está acostumbrado?

Ya no se permitiría ver únicamente las sombras, sino que se vería obligado a subir el escarpado y pedregoso camino hacia fuera del túnel, cuidando cada paso ya que la luz de la entrada le deslumbra. Finalmente logrará alcanzar la boca de la cueva en donde el sol le golpeará con toda su fuerza. ¡Qué dolor le causaría! ¡Qué deslumbrados quedarían sus ojos y cuánto tiempo tardarían en acostumbrarse a la luz! Pero, enseguida, sería capaz de reconocer la sombra de los objetos. Más tarde podría ver el reflejo en el agua y al final podría ver todo lo que le rodea. A medida que sus ojos se fueran acostumbrando podría elevarlos al cielo para observar las estrellas y la Luna. Finalmente vería el mundo a la luz del sol y las nubes bañadas de sol.

Cuando acabe con todo esto y recuerde su vida en la cueva junto a sus compañeros prisioneros ¿no se compadecerá y querrá compartir sus descubrimientos con ellos?

¡Qué desaliento sentiría cuando viera que los otros prisioneros hacen concursos para ver quién observa con más detenimiento los movimientos de las sombras y quién puede predecir con mayor exactitud lo que las sombras van a hacer a continuación! ¿No querría regresar a la cueva y obtener el honor supremo al demostrar a los prisioneros que sus sombras son falsas?

Y, al regresar ¿se acostumbrarían otra vez sus ojos a las penumbras? Y después, ¿no lo considerarían loco los que están prisioneros porque usted no ve las sombras sino un delirio que usted llama el mundo de la luz? No creerían que usted ha perdido la vista y la razón y se resistirían a sus esfuerzos por convencerlos de salir de la cueva? ¿No intentarían matarlo como a cualquiera que quisiera obligarlos a abandonar el mundo seguro y familiar de la cueva?

Realidad y mundo real

La cueva es el mundo que denominamos realidad y la luz del fuego es el sol visible del mundo real. El ascenso a la boca de la cueva es el viaje del espíritu hacia el reino intelectual. En ese mundo de conocimiento el bien se ve tan sólo mediante un esfuerzo, pero cuando se logra, se reconoce como la fuente de luz y el señor de la luz en el mundo visible, y la fuente de la razón y la verdad en el intelectual.

Ahora ha renacido en la luz y no necesita regresar a la cueva de las medias verdades y la ignorancia. La alegoría de Platón ha sido su iniciación formal y no necesita repetirla. De hoy en adelante caminará en la luz.

Únase a sus compañeros iluminados del mundo recitando la oración "al comenzar un nuevo día" de la página 00.

Después de la oración continúe con el ejercicio de relajación. Véase en la pantalla mental tal como era antes de su iluminación. Vea todas sus faltas, sus problemas, los pecados de su antiguo yo. Borre esa imagen y véase como es ahora, un individuo nuevo y brillante, rodeado de luz, protegido por la luz, transformado por la luz y convertido en un ser que no tiene nada que ver con su antiguo ser.

En este instante visualice una luz que venga de arriba abajo sobre su cabeza y deje que forme un anillo lo suficientemente ancho como para poder pasar alrededor de su cuerpo.

Protegerse mediante la luz

Deje que el anillo descienda sobre su cabeza e ilumine todas las partes de la misma. Vea cómo pasa por los hombros, el torso, las caderas, los muslos, las pantorrillas y los pies. Deténgalo a siete pulgadas de sus pies y haga que se hunda en un punto de luz.

Abra el punto de luz hasta que el círculo de luz retome sus anteriores dimensiones. Después, déjelo subir por encima de los pies, llenándolos de luz como si penetrara por cada uno de los poros. Sienta cómo asciende por sus pantorrillas, los muslos y caderas llenando toda la mitad inferior de su cuerpo. A medida que va subiendo por el torso y los brazos empezará a ver y a experimentar la iluminación del cuerpo y cuando pase por la cabeza la hará brillar. Deténgala a siete pulgadas por encima de la cabeza y pídale que se resuma en un punto de luz sellándose para que usted quede envuelto en una bóveda de luz. Esta envoltura luminosa se extiende siete pulgadas desde el punto más ancho de su cuerpo y es tan suave como una cáscara de huevo.

Portará este sello de luz a donde quiera que vaya, dormido o despierto. Será su protección contra todo mal; cuando encuentre a alguien o alguna circunstancia que pueda alarmarle visualice su luz. Llámela a su mente consciente y le cubrirá. Refuerce este caparazón repitiendo el ejercicio de la luz en la meditación hasta que pueda confiar plenamente en él.

No obstante, no tiente al mal poniéndose en situaciones peligrosas. Su *luz* es infalible, pero *usted* podría olvidar utilizarla en determinado momento, o permitir que otra persona penetre en un momento débil. Por lo pronto, no pierda el tiempo con personas que proyectan pensamientos negativos o se dedican a actividades dudosas. En resumen, continúe con sus precauciones acostumbradas hasta que haya asimilado todos los conceptos que hemos discutido, además de los que trataremos en los próximos capítulos.

Por ahora debe establecer su patrón de meditación y debe ser capaz de aprovechar la sabiduría profunda que su práctica aporta. Después de su acostumbrado periodo de silencio, tal vez desee revisar lo que aprendió concentrándose en la alegoría de Platón. Para entonces sabrá, si es que no lo sabe ya, por qué se eligió este trabajo en particular para su iniciación formal. Cuando haya resuelto este misterio, piense en las penalidades que sufrió el prisionero que regresó a la cueva con la finalidad de esclarecer a los demás y aplique las conclusiones para su propio progreso.

Uno de los grandes beneficios que quizás haya descubierto es que la meditación le ayuda a relajarse. Algunas personas no pueden dormir si omiten los ritmos alfa. Otros requieren de menos sueño que antes porque la meditación les deja descansados. Sin embargo, no debe esperar estos beneficios; lo que le haga bien, lo que saque de provecho puede ser totalmente diferente, aunque igualmente gratificante.

Superación del insomnio

Si su problema es el insomnio, la meditación, junto con una adaptación de los ejercicios, logrará que pueda dormir una noche completa. Cuando sienta que no puede descansar porque sus pensamientos le dan vueltas como en una noria, comience los ejercicios de relajación. Acuéstese boca abajo en la cama, con los ojos cerrados y empiece a tensar y relajar todos los músculos de los pies. Siga hacia arriba hasta la cabeza, después tense y relaje todos los músculos a la vez. A continuación abra los ojos tanto como pueda y permanezca así en la oscuridad. De esa forma el sueño está garantizado incluso para los peores insomnes.

Durante sus primeras sesiones de meditación quizás encuentre dificultades debidas al aumento de sus respuestas sensoriales. Como recordará dijimos que el descenso al nivel alfa disminuye los estímulos que se originan en los cinco sentidos. Paradójicamente el alfa puede aumentar uno de esos sentidos. Por ejemplo, el sonido del tráfico puede hacerse extremadamente irritante, aunque normalmente no lo escucharía. Han sido tantas las personas que han pasado por esto que merece que hablemos de ello.

Acepte cualquier sonido, olor u otro estímulo. No intente ignorarlo. Si lo hace se volverá más persistente. Reconózcalo, acéptelo como el intruso sensorial que es, y después envuélvalo en una caja mental y déjelo de lado. Queremos decir que usted lo percibe como una molestia, se da cuenta de que no puede evitar todas las distracciones del mundo, usted sabe que no necesita hacer nada, así que dedique toda su atención a lo que le pasa por dentro.

Se requiere de práctica, necesariamente. Hay momentos en que sus sentidos se volverán tan agudos que sentirá cómo le corre la sangre por las venas o escuchará su respiración, pero incluso en esos casos no les debe poner atención. Siga trabajando. Descubrirá que las sesiones de meditación se harán cada vez más largas y profundas y que recibirá innumerables beneficios que le ayudarán en su evolución futura.

7

El concepto del tiempo

Felicidades. Oficialmente, ahora usted es un hijo de la luz. Como tal, debe aprender a ajustarse a su nuevo mundo mediante sus costumbres, creencias y hábitos, los que le capacitarán para vivir con más comodidad. Esto significa que debe evitar los errores de su antiguo ser. Esta tarea es más fácil de lo que cree y, a fin de ayudarle a cumplirla, le ofrecemos el siguiente ejercicio de **RENOV**ación:

R — Relájese. (Entre en estado de meditación.)

E — Espere. (Esté alerta y abierto a cualquier cambio que ocurra.)

N —Note o nombre ese cambio. (Decida qué cambios requiere en su actitud, proceso mental o vida social.)

O — Observe el cambio deseado. (Véalo en su pantalla mental como si pasara.)

V — Vacíe la imagen mental. (Observe y espere el resultado de su esfuerzo cuando se manifieste en su vida.)

Al final de este capítulo detallaremos y revisaremos el procedimiento de meditación, pero primero vamos a analizar los pasos de la renovación.

El paso R no necesita explicación ya que usted comprende la necesidad de relajar el cuerpo para que la mente pueda comenzar su trabajo en el subconsciente.

Para el E tan sólo necesita estar alerta y esperar resultados positivos. Su expectativa le mantendrá despierto y le ayudará a alcanzar sus metas. Todo lo que posee en el mundo físico es la realización de sus pensamientos y, a menos que *espere* o *crea* en lo que desea, no dará fruto.

Pensamiento positivo

Antes de comenzar con la meditación debe decidir qué es lo que desea lograr. Elija *un* solo proyecto por ahora y prepárese a repetirlo durante las siguientes meditaciones hasta que lo haya logrado o piense que ha impregnado lo suficiente su subconsciente. Haga una frase sencilla y corta que exprese su deseo. Use las menos palabras posibles y en sentido positivo. Evite los términos negativos. Por ejemplo, debe decir "hoy obtengo el trabajo" en lugar de "No me van a rechazar". Haga la frase de su deseo como si fuera algo que ya hubiera sucedido. No obstante, no sea demasiado específico ya que esto puede limitar sus resultados y su recompensa será mayor de lo que espera si permite que su subconsciente haga todo lo que es capaz.

El paso O de la observación o visualización es el que va a hacer posible su deseo. Por supuesto, debe estar seguro de que lo que visualiza se aplica solamente a usted y no obliga a nadie a circunstancias que vayan en detrimento de su bienestar. Por ejemplo, no debe ver que despiden a otra persona para obtener el puesto que usted desea. Debe visualizarse como un empleado de ese negocio o empresa que tiene mucho éxito. De esa manera saca ventaja del modo en que su mente funciona ya que utiliza imágenes en lugar de palabras. En el punto O, por tanto, PREVÉASE A SÍ MISMO LOGRANDO Y POSEYENDO SU META. No se vea trabajando para conseguirla, sólo véase en su pantalla mental en el momento de haberlo logrado. En ese instante póngale toda la emoción de la que sea capaz. Véase a sí mismo, sienta el placer de su éxito. Experimente toda su gloria. Sazone la escena con todo el contenido emocional positivo posible. Dibuje a las demás personas felicitándolo por su victoria. Siéntalo. Ponga todos sus sentidos en funcionamiento mientras lo visualiza: huela la fragancia del perfume, el tónico del cabello o el jabón que las personas que le felicitan usan; oiga las palabras que le dicen cuando lo hacen; vea los colores de la ropa y los detalles de su alrededor; sienta el beso de sus parientes o amigos y el calor del apretón de manos de los conocidos. Tómese todo el tiempo que requiere un trabajo de visualización. A continuación elimine hasta el último rastro de emoción. Continúe visualizándose experimentando su triunfo pero vea el incidente como si lo estuviera observando en una película. Asegúrese de incluir emociones mientras está involucrado y de eliminarlas después. Vea además de visualizar; Florence Scovel Shinn, en *The Game of Life and How to Play It*, explica que visualizar es: "un proceso mental gobernado por la intuición o la mente superconsciente". Al hacer las dos cosas se prepara para observar, esperar y ejecutar las órdenes que reciba mediante su intuición.

Cómo prevenir los pensamientos negativos

La V se refiere al vacío. Deje que su proyecto se aleje. Considere que su realización ha tenido lugar y no piense más en ello hasta su próxima meditación, en la que repetirá todos los pasos de la RENOVación. Al mismo tiempo, no se preocupe por si va a pasar, o cómo o cuándo. Si lo hace bloqueará y causará confusión en su subconsciente. Está programándolo para lograr una meta. Si su programa se establece con toda claridad —como debe ser, ya que el subconsciente es literal— y su visualización es clara, su deseo se materializará. Pero no debe interferir preocupándose por ello en los momentos conscientes. Lo que es más importante, no lo comente con nadie. Manténgalo en secreto. Dé a su subconsciente la oportunidad de edificar la presión requerida para obtener el deseo y después olvídelo para que pueda trabajar sin obstrucciones. Si se pone a pensar en el proyecto durante el día dígase a sí mismo que los pensamientos acerca de ese tema deben esperar a la meditación. A la fría luz del día las dudas y los temores pueden surgir y volverse en su contra. Pero, como las dudas y los temores son producto de la mente consciente, si no permite que el consciente interfiera en su proyecto, éstos se desvanecerán.

Al igual que otros ejercicios de meditación, la renovación requiere de práctica. Por tanto, es mejor comenzar con un proyecto simple o simplificar al máximo el más urgente. No obstante utilice la técnica con toda seriedad. Su subconsciente no tiene sentido del humor y hará precisamente lo que le ordene. Recuerde también revisar con detenimiento y estar seguro de que no está transgrediendo los derechos de los demás. Si alguna parte de su éxito se ha de conseguir a expensas de otro, o limita la libertad de otra persona para ejecutar lo que es bueno para ella, entonces sufrirá las consecuencias. La renovación está dirigida únicamente a usted. Más adelante le ofreceremos programas para ayudar a otras personas a mejorar su salud o lograr sus metas, pero eso vendrá después de que usted haya evolucionado mucho más.

Sustituya su primer programa de meditación por el que está al final de este capítulo en el que se incluye la renovación. Esto le ayudará a entrar en su nuevo ser, a afirmar la venida del Año Nuevo de su vida. Sólo de esta forma puede separarse del pasado. Y si es que va a vivir en plenitud recuerde la frase de Shakespeare: "Lo que pasó fue el prólogo". Así que olvide el pasado. No existe. No existe nada más que el momento presente, el aquí y ahora. El dramaturgo Luigi Pirandello lo reconoció en el Tercer Acto de *Seis personajes en busca de autor*. Ahí nos muestra a dos personajes en escena: el padre de familia y el director de escena que le pregunta al padre si entiende lo que le está diciendo. El padre responde:

...sólo con la finalidad de saber si usted, tal como es ahora, se ve como era antes, cuando tenía aquellas ilusiones, esas cosas que le parecía sentir por dentro y por fuera, su forma de ver las cosas. Bien, señor, si piensa que todo lo que le *parecía* ya no existe, aunque antes, a su modo de ver, si *existiera*, no piense que... el mundo se está desmoronando; más bien está dando a entender que, de la misma forma, el ser que es *usted* ahora —toda su realidad presente— está destinado a parecerle mera ilusión en el futuro.

El pasado es precisamente lo que Pirandello dice: una ILUSIÓN. El ser que agonizaba en un partido de fútbol de la escuela, o que se preocupó por su vestimenta en la primera cita, no es el ser de ahora. Ha cambiado. Usted es una persona completamente distinta, o por lo menos lo suficiente como para que su antiguo ser le parezca ridículo e inmaduro. Es más, lo que experimentó entonces no fue un *hecho*. Fue una circunstancia, un suceso que percibió en cierta manera debido a su nivel de desarrollo en aquel momento. Pero, deténgase y analice esa experiencia. Es probable que fuera algo desagradable ya que se tiende a recordar más las experiencias desagradables que las placenteras. Después pregúntese a causa de quién fue infeliz. ¿Fue usted solo o causó dolor a otras personas?

Tratando con la muerte

Consideremos un incidente desagradable típico: la muerte de la abuela. Pregúntese quién se sintió desgraciado en ese momento. Sin duda fueron sus padres. Usted también, si es que pasó mucho tiempo con ella. Pero si la quería, los recuerdos de su abuela tienen que ser felices para que pueda recordar las experiencias que otras personas nunca disfrutaron. Y debe recordar lo que tiene: felices recuerdos de momentos pasados con un ser querido, recuerdos que mucha gente omitió por completo en sus vidas. Entonces, ¿por qué lo cuenta como si fuera una pérdida? ¿No será a causa de lo que usted ha dejado atrás y que se siente mal por usted mismo? La muerte, particularmente de las personas mayores que sufren de una enfermedad prolongada, es un consuelo para el dolor y el sufrimiento. Y su abuela, aunque podría haber estado bien hasta el final, podría haber sufrido si hubiera seguido con vida. La muerte es parte del proceso natural. ¿Tiene usted derecho a negarla y ocasionar que los demás lidien con su dolor para no sentirse mal consigo mismo?

Sin embargo, puede objetar, estamos hablando de las personas mayores. ¿Qué ocurre con los bebés, niños, adolescentes o cualquier otro que no ha terminado de recorrer su camino? ¿Por qué han de ocurrir estas muertes? ¿No será negativo aceptar que nos dejan sin sentirnos mal? Supuestamente no debemos ser tan fríos, sino seres humanos. Y es de la naturaleza humana llorar de vez en cuando y solidarizarse con los que lo hacen. La muerte suele ser inexplicable, y la muerte de los jóvenes, por lo general, va más allá de nuestra comprensión. Pero no la decidimos nosotros. La muerte es parte de la vida como lo es el nacimiento, y cada vida tiene su propósito. ¿Quiénes somos nosotros para decir cuándo se ha cumplido ese propósito? De todas formas, cada experiencia nos enseña algo y si nuestro encuentro con la muerte de un joven nos ayuda a ser mejores, más comprensivos o más amorosos, entonces habrá servido para un propósito positivo. Piénselo. Todo lo que sucede es para nuestro bien final, y cualquiera que sea su actitud hacia el pasado es capaz de cambiarla. Vea el pasado como lo que es: una experiencia de aprendizaje. Como tal le puede prevenir de cometer errores peores en el presente.

Cuando cambia su actitud hacia una situación pasada cambia también el suceso mismo. No es un autoengaño sino una lección acerca de los valores. Si usted ha perdido algo que lamenta profundamente es porque tenía algo de mucho valor. Aprenda a valorar lo que tiene y a estar agradecido. No todo el mundo es tan afortunado.

La historia bajo un punto de vista personal

Puede argumentar que la historia es un archivo del pasado. Estaría mejor decir que es un archivo de un relato, generalmente escrito en orden cronológico, o sucesos del pasado según la *interpretación* de un individuo. La clave está en estas últimas palabras: según su interpretación. O sea, la historia no es nada más que una colección de interpretaciones de los sucesos pasados. La Guerra Civil Norteamericana es un buen ejemplo. Para los del norte, sobre todo los que no tuvieron que ver en la contienda, fue una victoria de derecho sobre la tiranía. Para los soldados que pasaron años en Andersonville, u otra prisión, o que sufrieron heridas que les dejaron una huella para el resto de su vida, la guerra fue algo bastante diferente. Y la derrota, según los sureños, hizo retroceder a la humanidad un milenio. Para los negros fue otra experiencia y sólo en la actualidad los norteamericanos han empezado a comprender el punto de vista de sus ciudadanos negros, más de un siglo después de que la guerra terminara.

La historia, tal como la conocemos a través de los libros, es una interpretación de una experiencia, y la persona que relata esa experiencia de la mejor forma posible se convierte en una autoridad. Pero incluso los libros de historia se pueden cambiar y cuando cambian las actitudes del pueblo —acerca del pasado o del presente— los mismos eventos cambian.

Examine sus propias experiencias y vea cómo puede alterarlas. Pero, ya sea que reconozca su conclusión original o que acepte la nueva no tiene importancia. El pasado todavía es un prólogo.

Y el futuro es una ilusión.

En su libro *Meditation*, Bradford Smith habla de la futilidad de vivir en el futuro:

Dejamos de lado el día de hoy en el que tenemos la posibilidad de ser felices, la ocasión de hacer cosas importantes y podemos realizar nuestro trabajo o atender nuestros deberes. Nos prometemos que después viviremos realmente. Pero, en tanto sigamos diciéndonos que lo haremos mañana, en realidad estamos diciendo que no habrá tal mañana. Y, en verdad, puede que no lo haya. ¡Hay que hacerlo hoy!

Una pareja de jubilados que conocí en París aprendió lo que es el futuro de una forma muy dura. Durante años soñaron con un viaje y una vez que el marido vendió su bar en Pittsburgh, Pennsylvania, partieron para Europa. Su primera parada fue en París. Cuando desembarcaron en el aeropuerto de Orly la esposa se cayó y se rompió un tobillo. Trataron de continuar su ruta, pero era doloroso observar a una pareja de sesenta o setenta años tratando de disfrutar todo lo que habían planeado durante toda su vida mientras ella, con dolores agudísimos, soportaba una dificultad enorme.

Sin embargo, no es necesario escuchar lo que otros nos cuentan para aprender que el futuro es una ilusión. Pruébelo usted mismo. Recuerde cómo, cuando era niño, se excitaba sobremanera con un evento próximo, por ejemplo la Navidad. La esperaba durante semanas, e incluso meses. Iba a ser una temporada mágica, cambiaría su vida y sería feliz incluso después de ella. Entonces llegaba el gran momento, con toda su felicidad. Pero, ¿cuánto duraba esa felicidad? ¿Hasta la noche de Navidad y, una vez abiertos todos los paquetes, todos los regalos que había pedido perdieron de algún modo su encanto? ¿Le enseñó esta experiencia algo acerca del futuro? o, como muchos de nosotros, ¿sigue planeando alguna nueva conquista, buscando alguna fecha futura que le traerá la felicidad eterna?

El futuro es una ilusión. Todo lo que hay es el presente. HOY ES EL MAÑANA QUE USTED IMAGINÓ AYER. Es todo lo que tenemos y de lo que dependemos. "El tiempo" puede detenerse o acabársenos la vida abruptamente; el futuro es un concepto basado en una ilusión cultural. No podemos *asegurar* que viviremos un segundo, un minuto, una hora, un día o una semana más.

Minutos preciosos

Aún así, el ahora no es tan fugaz o efímero como solemos creer. De hecho, hemos distorsionado el tiempo midiéndolo en segmentos cada vez más pequeños. Mientras que nuestros antepasados pensaban en temporadas (estaciones o épocas de cosecha) o días (el día de recolección o de vuelta al trabajo), nosotros pensamos en minutos. Los relojes aceleran la vida haciéndonos despertar a una hora para poder alcanzar el tren o autobús que nos llevará a tiempo al trabajo. Y los relojes nos hacen correr durante el día con ciertos minutos para el almuerzo y diez minutos para el café hasta que nos acostumbramos a la tiranía de los minutos que rigen nuestros momentos de ocio. Los minutos son preciosos, lo afirmamos, aunque los despilfarremos perdiendo el tiempo hasta que comienza la siguiente clase o el siguiente programa de televisión. Aunque nuestra situación es de lo más deplorable es probable que se haga peor, y en el futuro nuestros hijos podrían seccionar su vida en lo que los escritores futuristas denominan disegundos.

Este limitado punto de vista no tiene fundamento. El presente es más largo que el instante en el que sonreímos a un amigo o le echamos un vistazo a los titulares de los periódicos; es posible ampliar nuestro punto de vista hasta cubrir todo un día, un a semana o tal vez un mes. Las personas que han avanzado en su meditación hasta el punto de adquirir las capacidades que se denominan psíquicas pueden ver incluso más allá.

Nuestro constreñido punto de vista del tiempo es análogo a un hombre que viaja en un tren. Por la ventana del tren no puede ver mucho más allá y por tanto la capacidad de ver un puente que se acerca es limitada. Puede ver parte del puente a medida que el tren se va acercando, tiene una visión mejor mientras pasa por él y solamente puede ver un poco cuando se aleja y queda detrás. E incluso si estira el cuello para mirar por la ventana no podrá ver todo el tren si es que se trata de uno lo suficientemente largo, pero tal vez pueda ver unos cuantos vagones detrás y delante de él.

Una visión más amplia del tiempo

Sin embargo, supongamos que nuestro hombre está de pie a un kilómetro de la vía cuando pasa el tren. ¿Cuántos vagones podría ver? ¿Qué porción del puente le sería visible? Suponga que pudiera subirse a una montaña o volar sobre el área en un helicóptero o un avión. ¿No sería capaz de ver todo el puente, el tren completo, mejor y con más detalle que cuando estaba en tierra?

En tierra nuestra visión se oscurece por los edificios o los árboles y estamos anclados al momento. Afortunadamente podemos aprender a "elevarnos" por encima de la tierra para percibir que el tiempo es una ilusión. Es un condicionamiento cultural que resulta peor en

Estados Unidos que en un país agrícola que vaya a un paso más lento; y sería peor en una ciudad de dicho país que en el campo, en donde la gente todavía percibe el paso de las estaciones.

Las personas que están obsesionadas con el tiempo —más allá de la percepción que nuestra cultura demanda— son capaces de ver más allá del momento y tener una visión más panorámica. Los que aprenden a hacerlo pueden leer el futuro, como los antiguos cristianos que, aunque estaban enraizados en el presente, también estaban lo suficientemente desinteresados como para ser capaces de lograr la distancia requerida para la profecía. Y lo que nuestros antepasados hicieron nosotros también podemos hacerlo.

El orgullo de ser joven

Si usted quiere tener visiones, o ya las tiene, debe estar dispuesto a considerar el tiempo como un concepto artificial y buscar otra alternativa. Si es joven, por ejemplo, posiblemente sea consciente y esté orgulloso de su juventud, pero su alegría será limitada, ya que cuando se haga mayor, el mismo medio que creó ese orgullo que sirve a las necesidades del mercado de la eterna juventud no va a cambiar, y para algunos supondrá un trauma. Observe a esas personas que se aterran por cumplir ¡los treinta! Asimismo, si usted está equivocadamente impresionado por su juventud, se estará alejando de muchos seres humanos valiosos e interesantes. Incluso si tiene dieciocho años y su vecino ochenta, usted y su vecino son contemporáneos. No tiene ninguna garantía de que vaya a vivir un día, una semana o un año más de los que su vecino ya vivió. Estadísticamente las probabilidades están a su favor pero su futuro es igualmente inexistente.

Desde luego que existen notables diferencias en su apariencia. Usted es joven, fuerte y su vecino tal vez sea un cúmulo de refacciones andantes: dentadura, anteojos, peluquín, audífono u otro de los "distintivos meritorios" obtenidos en esta vida. A simple vista, otra persona *podría* parecer más joven que usted, unos son viejos a los veinte años y otros permanecen jóvenes toda su vida. Y en el corazón de cada ser humano hay un espíritu que permanece inmutable desde el nacimiento hasta la muerte. No es cuestión de tiempo. Nunca cambia, ni envejece. La razón por la que lo hace el cuerpo es que las especies no saldrían beneficiadas realmente si la apariencia de todos fuera la misma durante toda la vida. Las personas mayores podrían casarse con más frecuencia con personas más jóvenes mientras que por lo general, en interés de la naturaleza, la pareja debe ser de la misma edad. Sin ese tipo de control la situación se volvería caótica. De todas formas el envejecimiento es puramente mental. Ningún cuerpo es realmente viejo. Las células mueren y son reemplazadas por otras nuevas en constante proporción y cada cuerpo físico se renueva completamente cada once meses. La gente envejece rápidamente a causa de que eligen un tipo de vida sedentario y no mantienen la forma física que tenían cuando eran jóvenes, además de por la *creencia* cultural de que el cuerpo se deteriora con el tiempo.

Vivir el presente

En todos los aspectos el tiempo es una trampa y una ilusión. Este presente es todo lo que hay, pero el presente pueden ser días o semanas, dependiendo del lugar estratégico de cada uno y del éxito que cada quien tenga en desprenderse de un momento o situación. Es más, el único tiempo que se puede manejar, el único que se puede vivir es el AHORA.

NO PERMITA QUE LOS MEJORES DÍAS DE SU VIDA PASEN SIN USTED. Esos días son ahora; el presente.

HOY ES EL MAÑANA QUE USTED SOÑÓ AYER. No deje que pase sin usted. Viva el AHORA. ESTÉ AQUÍ AHORA.

En la meditación de esta semana percíbase a sí mismo en el presente. Cerciórese de lo que le pasa en cada momento de su meditación, cada momento de su conciencia cuando no esté meditando. No se entregue al pasado o al futuro, excepto en sus ejercicios de renovación, en los que reacomodará su vida para estar de acuerdo con su ideal. Eche raíces en el AQUÍ y el AHORA. Paradójicamente, este vivir el presente le capacitará más adelante para lograr la distancia necesaria a fin de observar los grandes segmentos de tiempo, tal como hacían los profetas hebreos, los antiguos cristianos y numerosos religiosos de todas las épocas.

Para ayudarle a lograr esas metas utilice la meditación como sigue:

1. Cierre los ojos y relájese.

2. Entre a su elevador privado (si todavía lo necesita) y descienda a B, descienda mientras exhala y ayude a su descenso mediante la visualización de los números del piso por el que va bajando.

3. Abra las puertas del elevador y pase a la luz que brilla desde arriba hacia abajo sobre usted.

4. Diga: "Ahora estoy en el estado óptimo del ser. Yo y sólo yo puedo controlar mi mente. Nadie ni nada puede ni será capaz de controlar mi mente sino yo."

5. Recite la oración "El comienzo de un nuevo día".

6. Visualice la pantalla mental y pase varios minutos enfocándose en ponerla completamente en blanco.

7. Ejercicio de renovación. Relájese, espere resultados positivos, note o nombre su meta, visualícese habiendo obteniendo su deseo y cargue la escena de emociones, elimine la emoción y observe fríamente la escena. Vacíe la pantalla, póngala a un lado y prepárese a observar y esperar que la visualización se manifieste.

8. ESTÉ AQUÍ Y AHORA. Escuche a su cuerpo. Escuche su respiración, observe la circulación de la sangre, la digestión de los alimentos o cualquier cosa que suceda en su interior.

9. Añada el ejercicio de luz o cualquier otro de su elección.

Para volver a su nivel consciente ascienda del modo siguiente:

10. Diga: "Ahora estoy en el estado óptimo del ser."

11. Diga: "En este estado óptimo del ser estoy completamente relajado." (Pausa.) "Si alguna parte de mi cuerpo está tensa, ahora se relaja."

12. Diga: "En este estado óptimo del ser absorbo energía." (Pausa.) "Cuando salga de este estado estaré completamente descansado, tan fresco como si me despertara de una noche de sueño reparador o después de un mes de vacaciones en mi lugar favorito."

13. Diga: "Mi cuerpo está en perfectas condiciones y se siente como recién hecho."

14. Diga: "Mi mente está abierta al aprendizaje. Todo lo que oiga, vea o experimente lo entenderé y lo usaré en mi beneficio. Los temas, cursos o detalles de mi negocio que en el pasado me resultaban difíciles ahora son claros y comprensibles para mí y los dominaré fácilmente."

15. Diga: "Estoy lleno de energía. Fluyo con energía."

16. Diga: "Estoy pleno de alegría, una alegría que durará varios días."

17. Entre en su ascensor, cierre las puertas y ascienda mientras inhala. Ayúdese visualizando y diciendo los números de los pisos por los que va subiendo. Cuando alcance el nivel 4 abra las puertas, chasquee los dedos y despierte del todo sintiéndose muy bien.

Continúe practicando la presencia del AHORA en sus momentos de vigilia. ESTÉ AQUÍ AHORA. HOY ES EL MAÑANA QUE IMAGINÓ AYER. ESTÉ AQUÍ PARA VIVIRLO.

8

La negatividad

◆◆◆

Vivir el momento requiere que cada uno llegue a un acuerdo con nuestra naturaleza fundamental. Como es sabido, la voluntad libre implica tomar decisiones y seleccionar lo que es bueno para nosotros a cada momento, como si estuviéramos eligiendo qué comer o qué beber. Los antiguos griegos atribuyeron esta capacidad de elegir al *daimon*, un regalo del dios Zeus. El *daimon* actuaba como un ángel guardián que vigilaba al individuo durante toda su vida, pero no era como el ángel de la guarda que siempre está para protegernos. La palabra *daimon* provenía del griego *dai*, dividir, de la que se derivan los dos opuestos actuales, *el demonio* y la *divinidad*, y por ello significaba que podía ayudar o dañar a su propietario. La definición moderna del psiquiatra Rollo May tal vez sea más clara. En su libro *Love and Will*, May describe el *daimon* (o demonio) como: "una función natural más que tiene el poder de sobreponerse a la misma persona" y añade que: "obviamente no es una entidad sino que se refiere a una función humana fundamental acerca de las experiencias" que existe en todas las personas. La manera en que cada individuo la emplea determina si los resultados serán buenos o malos.

Pero "bueno o malo", "Dios o demonio" son términos que tal vez hayan pasado de moda y hoy día preferimos pensar en términos de actitudes positivas o negativas. De todas maneras, los opuestos daimónicos permanecen y no podemos *renovarnos* ni tener la última renovación si no eliminamos las opciones negativas. Esto no quiere decir que las neguemos. Existen y siempre existirán mientras tengamos la libre voluntad; no somos buenos ni malos y se debe mantener la superación para sobreponerse al lado oscuro de nuestra naturaleza. Es más, podemos conquistar la negatividad programándonos o, en otras palabras, instruyendo a nuestro subconsciente para elegir lo positivo. Esto debe hacerse con cuidado. El subconsciente es LITERAL y hará precisamente lo que se le instruya —ni más ni menos— y debemos evitar confundirlo con órdenes negativas.

Efecto de los pensamientos negativos

Damos ese tipo de órdenes cuando enviamos al subconsciente cualquiera de las siguientes instrucciones físicas:

Esto es una carga.

Deja de dolerme.

¡Ay, cómo me duele la espalda!

Deja de molestarme.

Eso me vuelve loco.

Necesito salir adelante.

No puedo tragarlo.

Estás rompiéndome el corazón.

Esa experiencia fue realmente aplastante.

Me hace hervir la sangre.

No puedo soportarlo más.

Lo que sucede cuando se usan estas frases es que, ante la señal, el cuerpo reacciona de la manera mencionada. La gente que persiste en que otras personas o situaciones le suponen una "carga" siempre acaban con rigidez o dolor en la espalda. Los que se refieren a "quitarse un peso de encima" terminarán desarrollando problemas de espalda. Los que repiten "me vuelve loco" o "no puedo salir adelante" le indican a su cuerpo que es correcto estar confundido, desorientado o aturdido. El "no lo puedo tragar" cierra la garganta y produce hernias hiatales. Las constantes referencias negativas al corazón dispararán anormalidades en el mismo, o "hervir la sangre" a la alta presión sanguínea. La repetición de "no me tengo de pie" dará como resultado problemas de pies o tobillos.

No obstante, no es necesario decir esas instrucciones en voz alta. Todo lo que hay que hacer es *pensarlas* en esos términos y muy a menudo para que el cuerpo reaccione a las órdenes repetidas. Por tanto, debemos arrancar tales frases de nuestro vocabulario o pensamiento si es que queremos evitar ese tipo de reacciones corporales.

Hay otras señales abstractas que son igualmente peligrosas. Cuán a menudo se oye decir: "No puedo recordar las fechas" o "No me acuerdo de los rostros". Por supuesto que podrían recordar cualquier cosa de importancia, pero se están ordenando a sí mismos que las fechas o las caras no necesitan recordarse y su mente obedece dichas órdenes. Las personas que declaran que tienen una memoria pésima *no* recuerdan nada porque deliberadamente se han dicho que es aceptable olvidar. Tales instrucciones son muy dañinas. Como son las sugestiones de "qué tonto soy" o "no soy ningún genio", "los maestros me exigen demasiado" o "mi jefe me mata a trabajar". Lo que hacemos cuando empleamos frases como estas es decir a nuestro subconsciente que debe reaccionar de una manera específica. La repetición refuerza las órdenes, el subconsciente cree en las señales y por lo tanto produce el resultado físico del rechazo a producir memoria de los nombres o las caras, o de los hechos, incluso cuando la persona quiere desesperadamente recordarlos.

Otras formas verbales o de pensamientos son un poco más generales aunque igualmente dañinas: "si ando con los pies desnudos me voy a resfriar", "si me expongo a una corriente de aire me voy a resfriar", "me enojo (o me duele la cabeza) cuando tengo hambre", "necesito por lo menos ocho horas de sueño cada noche".

Entrenar al cuerpo para que se enferme

Si está convencido de la idea de los "pies descalzos" considere las numerosas veces que tenemos los pies desnudos y no nos resfriamos, por ejemplo, después de nadar o de tomar una ducha. Si los pies descalzos invariablemente ocasionaran un resfriado ¿por qué no nos pasa en las anteriores circunstancias? La razón es que usted está calificando mentalmente las condiciones; los pies son algo accidental. De todos modos, la orden dada al subconsciente es una tontería. Si *sabe* que no va a resfriarse y lo refuerza con un pensamiento positivo de que usted siempre está sano, puede eliminar el problema.

La noción de que uno debe comer a cierta hora para no ponerse de mal humor ni tener dolor de cabeza es igual de ridícula para la mayoría de las personas. Excluyendo a los diabéticos o a las personas con alguna enfermedad crónica, muchas personas pueden saltarse una comida sin tener efectos adversos. Lo hacen cuando están realmente interesados en otra cosa, como un evento deportivo excitante; el mal humor o el dolor de cabeza es resultado más bien de un condicionamiento mental que del hambre fisiológica.

Si piensa que debe dormir por lo menos ocho horas cada noche considere todos esos días en los que sobrevivió con menos. Pudieron haber sido los días en los que estaba absorto en cosas más importantes que dormir, días de vacaciones tal vez, en los que su deseo de participar en actividades recreativas era mayor que su necesidad de dormir. Entonces, pregúntese por qué resultan tan importantes las ocho horas. ¿Por qué no nueve o seis? ¿No serán las ocho horas una norma impuesta por nuestra cultura, una creencia generalmente aceptada? Quizás ese periodo de tiempo no sea de su provecho. ¿Por qué no deja a su cuerpo que decida en vez de condicionarlo de esa manera?

Escucharse a sí mismo

Cualquiera que sea su programa de actuación y su forma determinada, usted cae en la negatividad. Deténgase y escuche su conversación, examine sus pensamientos durante una hora y reconocerá las negatividades. Durante dos días haga una lista de las frases negativas que dice o piensa. Escriba cada una de ellas en una tarjeta que pueda llevar consigo. En cuanto haya archivado esas negatividades táchelas y escriba un pensamiento positivo en la tarjeta. Por ejemplo, si dijo: "esa actitud me hace hervir la sangre" dibuje una línea sobre la instrucción y escriba: "esa persona es dueña de su actitud como yo de la mía." Si dijo o pensó que no podía recordar el nombre cancele la sentencia y escriba: "el nombre se me ha escapado por un segundo, pero lo recordaré dentro de poco". Después olvídese de ello. Ha estado acostumbrado durante un largo periodo a entrenar a su subconsciente a reaccionar ante la negatividad, así que le tomará algún tiempo obtener resultados evidentes. Pero los tendrá. Al cabo de un día o dos verá que recuerda los nombres en cuestión de segundos. Cuando eso suceda felicite a su subconsciente. Agradézcaselo. Hágale saber que lo aprecia.

Las enfermedades son demasiado a menudo resultado de una programación equivocada de su subconsciente. El noventa por ciento de los malestares son inducidos mentalmente. Si teme dar un discurso o atender alguna obligación en la que tenga que hablar con otras personas puede ocasionarse una laringitis que le daría una excusa para una mala actuación e incluso evadir el evento. Su cuerpo no ocasiona la inflamación de la garganta; es su actitud mental la que lo hace. No necesita "agarrar" ninguna enfermedad a menos que programe su cuerpo para que lo haga mediante un pensamiento negativo. Elimine la negatividad y estará sano. Un vecino reconoció este hecho después de haber tenido infinidad de enfermedades recurrentes y accidentes.

Un ejemplo

Un individuo, al que llamaremos John, estuvo enfermo desde niño. En la edad preescolar se enfermaba de cualquier cosa. Si un niño que vivía a tres cuadras se enfermaba de varicela, a John le salía una erupción aunque no hubiera tenido contacto con el enfermo. En el jardín de niños fue el primero en tener viruela y tos ferina, que enseguida contagió a sus compañeros, y fue el último en recuperarse. Le fluía la nariz constantemente, las glándulas supuraban y los continuos dolores de oídos le obligaron a protegerse de la menor brisa en un día de verano.

Le operaron de las amígdalas y de adenoides a los seis años y le extrajeron el apéndice a la temprana edad de nueve años.

Además, sufría accidentes como regla en lugar de como excepción. En su primer año de escuela se cayó de unas escaleras y contrajo hernia de Baker [N. del T.: Baker, cirujano ilnglés (1839-1896). Hernia de la membrana sinovial de una articulación a través de una abertura de la cápsula articular], lo cual inflamó su pierna izquierda hasta cuatro veces su tamaño normal y requirió de hospitalización durante varias semanas. Hacia el tercer año de la escuela primaria se rompió el brazo derecho en un partido de béisbol. Se hizo heridas que necesitaron puntos tantas veces que se volvió un visitante regular de la sala de emergencias del hospital y las fiebres recurrentes le hicieron ganar la enemistad de los pediatras de su zona, ya que se ponía a delirar durante las pocas horas de la noche en que los doctores tratan de recuperarse de su día de trabajo. En la secundaria empezó a correr en competencias y desarrolló un envenenamiento de la sangre a causa de unas ampollas en el pie izquierdo. Le dolía la cabeza y la garganta se le cerraba impidiéndole tragar nada que se pareciera ni remotamente a una pastilla.

Los doctores lo examinaron para ver si tenía epilepsia, enfermedades cerebrales o cualquier otro mal funcionamiento corporal que explicara su propensión a los accidentes y enfermedades y no encontraron nada fuera de lo normal. Aun así John continuó coleccionando fracturas de huesos y golpes hasta que un psicólogo escolar se interesó en el caso.

Al cabo de un par de meses de reentrenamiento el psicólogo pudo anunciar que John estaba curado. El joven ha estado sano desde entonces al descubrir que esperaba los desastres y se entregaba a emociones negativas que hacían que sucedieran.

Todo está en la mente

Cuando le preguntaron acerca de su experiencia John confesó: "Me molesté bastante cuando el profesor me envió al psicólogo de la escuela. Tenía tos y estaba seguro de que se iba a volver tuberculosis o algo parecido porque siempre que los profesores me llamaban empezaba a toser. Me molesté más aún cuando el psicólogo me dijo que todo era mental y que lo olvidara, pero me persiguió hasta que me convenció de que tenía razón. También me explicó mis accidentes. Parece ser que cada vez que me alteraba por alguna situación —como la vez que mis papás no querían comprarme una bicicleta nueva— sufría un accidente. Es bastante tonto, ¿no? Bueno, ahora lo sé muy bien y no permito que mi ira, desacuerdo o cualquier otro sentimiento negativo arrasen con lo mejor de mí mismo. Mi cuerpo y mi mente trabajan en equipo y mi plan es estar bien."

Al darse cuenta de que el cuerpo y la mente son un equipo, John avanzó mucho; aunque sus funciones estén separadas, la mente posee una tremenda influencia sobre el organismo. Lo que se piensa tiene un impacto definitivo y los pensamientos, ya sean visualizados o pronunciados, acontecerán de una manera más rápida. Sólo hay un modo de evitar la catástrofe, tal como John descubrió, y éste es pensar positivamente. Los pensamientos negativos pueden mutilar o matar, y la víctima principal será usted. El único método para evitar el envenenamiento del cuerpo con pensamientos ponzoñosos es eliminar hasta el último y sustituirlos por otros positivos.

Por eso es que debe alejarse de toda persona por la que haya sentido odio, celos o desprecio, o que dirigiera emociones dañinas hacia usted. Usted debe pensar y hablar en términos buenos, el tipo de pensamiento amable, creativo y decente que su nuevo yo estará orgulloso de proclamar.

Liberarse de las emociones negativas

Una vez que borre las negatividades será libre de la ansiedad en todas su formas: preocupación, pena, envidia, resentimiento, avaricia, etcétera. Esto significa que debe vivir el presente. Debe aceptar a los demás como son, no como usted quiere que sean para su propio provecho. Recuerde que usted se desprendió temporalmente de los demás, los abandonó, amigos y enemigos por igual, y no necesitó bailar a su son porque al liberarse de ellos se liberó a sí mismo. Por lo mismo, no debe esperar que nadie viva de acuerdo con su modelo. Si vive a pesar de ellos ya tendrá suficiente trabajo para durar siempre. No importa lo que otro diga o haga; es una creación de Dios. No debe intervenir. Ofrezca apoyo o ayuda cuando se la soliciten pero recuerde que Dios sabe qué es bueno para cada individuo en todo momento así que no tiene por qué interferir. Tampoco tiene derecho a juzgar. Las personas nunca están en idénticas etapas de desarrollo, al igual que tampoco tienen idénticos talentos, apariencia o posesiones particulares. En donde se encuentre existirán otros por encima a los que no será capaz de entender, como habrá otros por debajo a los que no debe criticar. No es su culpa que sean cebollas en vez de rosas y no debe escoger un ramillete de las primeras como centro de mesa en el comedor. Acepte las cebollas como lo que son, la yedra venenosa por lo que es, y acéptese a usted mismo sabiendo que Dios puede y a su debido tiempo los transformará a ellos y a usted en seres más elevados. Vea a todo el mundo en distintas etapas de una escalera espiritual. Sólo asegúrese de que usted va en la dirección correcta: hacia arriba.

Quizás se pregunte por los que están por debajo en la escala. De algún modo siempre son sus "enemigos", ya sean los que están estancados desde hace mucho tiempo como los que hacen algo que desaprobamos. De nuevo, no debemos juzgarlos. Cada uno de nosotros es un hijo de la alta fuerza suprema del Universo. El sol brilla para todos igual, sin discriminación. Los demás tienen un lugar particular en el mundo y un deber especial que realizar, como usted. Esa persona tendrá un genio particular, y usted el suyo. No necesita luchar por encontrarlo o descubrirlo. Todo lo que requiere es estar en armonía con el infinito y las leyes naturales, y fluirá por sí solo. En Lucas 12:22-26 Cristo dice: "No penséis en vuestra vida: qué vais a comer, ni en el cuerpo: qué vais a vestir. La vida es más que la comida y el cuerpo es más que la ropa. Pensad en los cuervos, ellos nunca siembran ni recogen, no tienen granero ni establo y Dios los alimenta: ¿cuánto más sois vosotros que las gallinas? ¿Y cuál de vosotros piensa que puede añadir un cúbito a su estatura? Si no sois capaces de realizar eso que es lo mínimo ¿por qué os vais a preocupar por lo demás?" Este mensaje trasciende a los cristianos y se aplica a todo el mundo. Cuando se trabaja en la luz y se vive como un individuo decente, seguro y valioso, todo lo necesario para el desarrollo vendrá dado.

Alejarse de la ansiedad

Las otras personas o las circunstancias no pueden robarle lo bueno que hay en usted. Nunca lo han hecho y nunca lo harán. Sin embargo, la negatividad sí puede. Ella es su peor enemigo. Se manifiesta en forma de ansiedad y le roba la paz espiritual impidiéndole afrontar las exigencias de la vida y desgastando su energía. Si en estos momentos usted va por la vida medio muerto, fatigado o agotado, la causa es la ansiedad derivada de las actitudes negativas. Aléjese de la ansiedad sustituyendo los pensamientos temerosos u otros conceptos negativos con pensamientos positivos. Haga una lista de negatividades en tarjetas pequeñas y en cuanto se le ocurran táchelas y reemplácelas por pensamientos sencillos y constructivos.

Es vital eliminar los pensamientos oscuros. No podrá crecer ni espiritual ni psíquicamente hasta que lo haga. Cuando haya empezado a identificarlos use también la técnica diseñada por Walter Germain, que detalla en su libro *The Magic Power of Your Mind*. Esta técnica utiliza "redes de radar" cuatro veces al día.

Comience cuando se despierte por la mañana. Pregúntese si se siente bien, si está listo para empezar el día y va a buscar las oportunidades que el día le ofrezca. No importa cuáles sean sus circunstancias, no puede permitirse el lujo de ser otra cosa que un individuo positivo. Pensar negativamente sólo empeora la salud, las finanzas y la felicidad, así que debe romper el bloqueo de una vez por todas. Cada día es un nuevo comienzo, una oportunidad de fabricar su mundo a su propio gusto.

Su segunda revisión será al mediodía. Deténgase a recapacitar si ha pensado y reaccionado positivamente durante toda la mañana. Si no es así, escriba sus respuestas negativas en una tarjeta, táchelas y sustitúyalas por otras positivas. No permita que el pasado influya en el presente. La vida debe tratarse como si fuera un partido de golf en el cual los profesionales aprenden que un mal tiro no les debe arruinar todo el juego. La mañana ya pasó. Cualquier error que haya cometido quedó atrás. Si algo no va bien cambie su actitud hacia esa circunstancia y véala positivamente; quizás como una experiencia de aprendizaje. Borre cualquier negatividad de su conciencia acerca de la mañana para que pueda disfrutar del almuerzo y permita que la comida beneficie su organismo.

Haga su tercer examen al final del día de trabajo o de estudio. Antes de vover a casa pregúntese cómo le fue en la tarde. ¿Fue capaz de afrontar todos los retos? ¿Respondió a todos los individuos con amabilidad, sabiendo que cada quien, como usted, es hijo de Dios? ¿Disfrutó de este nuevo día entregándoselo a su nuevo yo? Si existe alguna negatividad que haya pasado por alto cancélela ahora mismo.

Utilizar las oportunidades

Su último análisis debe ser a la hora de dormir, justo antes de quedarse dormido. Reflexione sobre este día y cancele las negatividades que se hayan podido acumular durante las horas de vigilia. Borre toda la pizarra dejando sólo los pensamientos positivos. Después pregúntese una cuestión vital: ¿estoy deseando que llegue mañana? Si no puede contestar con un SÍ rotundo, yérgase y considere su situación. Ha recibido el don de un nuevo día. Y ¡qué maravilloso regalo es! Tiene veinticuatro horas más para ser amable, amoroso y positivo, para contribuir a su trabajo y al mundo. No todo el mundo tiene esta oportunidad, esta segunda oportunidad para poner las cosas a su favor. Es más, no se tienen tantas oportunidades como podría suponerse. Los que llegan a vivir hasta los setenta años cuentan en su haber un total de 25 500 días, pero si tiene usted veinte años ya utilizó 7 300, con lo que le quedan tan sólo 18,200 y quién sabe si serán 18 200 días o 18 200 horas o 18 200 segundos ¿Puede permitirse el lujo de desperdiciar el resto del mejor día de su vida? Y cada nuevo día es precisamente eso: el mejor día de su vida. Es un día para vivir, para trabajar sin reservas, para disfrutar plenamente y para lograr los objetivos asumiendo las fuerzas naturales y el ritmo vital de la naturaleza viviendo como un ser humano positivo.

En cualquier caso, esto no es excusa para hacer planes. Debe trabajar al máximo de su capacidad, momento a momento, y no planear el futuro como si fuera a vivir siempre. Omita el miedo, las dudas, la incertidumbre, y podrá planear con sabiduría y elegir la mejor forma de hacer las cosas sobre la marcha, aun sabiendo que cada momento *presente* es el único tiempo del que disponemos.

Emprenda acciones positivas

Usted puede y debe emprender acciones y sostener las ideas y opiniones correctas, aunque difieran de las del resto del mundo. Debe dejar de juzgar a los demás, aunque esto no significa que se convierta en un insulso. Con toda legitimidad usted puede tener pensamientos positivos sin experimentar emociones negativas hacia los que están en desacuerdo con usted. En realidad, debe aprender a diferenciar entre los individuos y sus actos. Hay un gran abismo entre oponerse a las acciones, pensamientos o intenciones de los demás y oponerse a las personas en sí. Las ideas o los actos son las que deben ser nuestros contrarios, no las personas que los cometen. Si le asalta la tentación de sucumbir a la animadversión por otra persona recuerde: _________________________ es hijo de Dios y si _________________ está equivocado, Dios lo corregirá a su debido tiempo, tal como me corrigió a mí cuando me equivoqué. _____________ camina en la luz.

En ocasiones debemos luchar con algún pensamiento o acto contrario con todas las fibras de nuestro ser. Por ejemplo, si vemos que Juan está a punto de cometer un crimen no podemos quedarnos parados y observar. En vez de eso debemos hacer todo lo posible para impedir que lastime a los demás y al final resulte lastimado él mismo. No obstante, no todas las circunstancias son tan extremas. Si Juan sostiene que el pasto es gris, aunque nosotros *sepamos* que es verde, ¿por qué vamos a insistir en la discusión? Si Juan es ciego a los colores, para él la hierba es gris o marrón y ¿quiénes somos nosotros para decir otra cosa? Tal vez Juan y nosotros tengamos razón o, posiblemente, ninguno de los dos. Quizá la verdad es mucho más grande de lo que somos capaces de darnos cuenta y tan sólo estemos percibiendo una pequeña parte de ella.

Los sufíes cuentan una historia que ilustra este punto. Pidieron a unos ciegos que describieran un elefante y uno de ellos lo describió como si fuera una soga. Unos cuantos dijeron que era como el tronco de un árbol. Otros lo describieron como una pared y otro grupo insistió en que se parecía a una serpiente. Cada uno de ellos tenía razón dentro de su limitado punto de vista, ya que según estuvieran percibiendo la cola, la pierna, un costado o el tronco reconocían la similaridad de dicha parte con el objeto con el que la estaban comparando. Aún así ninguno describió adecuadamente al animal completo debido a las limitaciones de su experiencia. Cuántas veces caemos en esta trampa insistiendo en que nosotros tenemos la respuesta cuando la verdad es tan grande que ninguno de los que discute puede llegar a comprenderla.

Diferencia de opiniones

Definitivamente, no todo el mundo está en el mismo escalón de la evolución, así que no puede esperar que los demás estén de acuerdo en todo. Qué aburrido sería el mundo si fuera así. Y, realmente no importa quién tenga razón. Su única preocupación debe residir en si se atiene a lo que está *bien para usted*. Esto presupone una falta de restricciones con respecto a usted, pero en realidad esta condición sin restricciones debe otorgarla también a los demás en toda ocasión. Cada diferencia de opinión se encuentra bajo esta misma regla. Crea en lo que sea correcto para usted y deje de preocuparse por los conceptos contrarios. Cuando deba oponerse cerciórese de que está teniendo en cuenta solamente el concepto y no la persona. Viva y deje vivir. Ha sido dotado de un *daimon* que le permite elegir por sí mismo. Otorgue ese mismo derecho a los demás. Si no lo hace restringirá también su propia voluntad libre. Pero sepa que con este privilegio de elegir por sí mismo se adquieren ciertas responsabilidades. Cualesquiera que sean sus deseos o actos, usted es responsable de ellos. Ya no debe observar las leyes o regulaciones establecidas por la sociedad, pues puede que sean totalmente inadecuadas para usted. Debe formular las suyas propias. Si el proyecto le parece arriesgado le aseguramos que no es cierto. Tan sólo debe estar seguro de pensar positivamente y aplicar su código sólo para usted. Ponga atención a las señales internas. Cualquier paso en una dirección equivocada dará una señal de alarma procedente de su subconsciente. *Sabrá* cuándo está a punto de cometer un error y tendrá mucho tiempo para corregirse.

Las reacciones de los demás

Los individuos que toman su propio camino pueden resultar malentendidos por los que siguen a la manada. Mientras no caiga en el falso orgullo y se considere mejor o más avanzado que el resto de los seres humanos, no preste atención a estas reacciones. Persevere en su esfuerzo y la gente pronto aprenderá, como lo hizo usted, que *lo que está bien para usted está bien para su mundo*. No obstante, déles tiempo. Acostumbrarse a su nuevo yo es un esfuerzo considerable y puede que no estén preparados para hacerlo, pero cuando haya pasado el periodo de choque apreciarán su mejoría y le estimarán más que nunca. Algunos individuos tal vez desaparezcan de su vida, pero no se desilusione por ello ya que atraerá a otros más de acuerdo con su nuevo estado de conciencia. Conforme vaya eliminando los pensamientos negativos, las personas negativas desaparecerán también, así que resista la tentación de regresar a sus antiguas actitudes y hábitos. Los seres nuevos y positivos son mucho más saludables. Ellos van hacia el progreso y la vida no tendría sentido si usted no fuera mejorando cada vez más.

Cómo eliminar las negatividades

En las meditaciones de esta semana quizás desee utilizar un programa que le ayude a eliminar la negatividad de forma más rápida. Empiece por tomar nota de lo que desea lograr, quizás una forma positiva de ver la vida además de las cosas específicas que contribuirán a conseguirlo.

Revise lo que escribió. Cerciórese de que sus metas son razonables, constructivas y le incumben sólo a usted. Las sugestiones absurdas pueden perjudicar a su subconsciente confundiéndolo y al final las correcciones resultarán más difíciles. Recuerde que el subconsciente es literal, no tiene sentido del humor y realizará exactamente lo que le ordene; así pues, haga sus órdenes sencillas y claras.

Revise las órdenes para que tengan un sentido positivo. Utilizar el "no" puede confundir al subconsciente. Haga frases afirmativas. Elimine todas las palabras innecesarias a fin de que la orden sea lo más breve y clara posible. Lo ideal es un aseveración de diez palabras o menos, pero no se desespere si no puede redactar una frase de ese tipo al primer intento. La redacción debe ir en consonancia con los requerimientos de su meta y debe ser fácil de recordar para que pueda incorporarla en sus ejercicios de renovación, cuando medite. Desde luego, debe visualizar los resultados de sus instrucciones como si hubieran sucedido, en vez de como si estuviera tratando de conseguirlas y debe hacerlo en todas la visualizaciones.

Un programa típico podría ser algo así:

1. Disfruto todo lo que hago hoy día.
2. El disfrute es un hábito que cultivo.

3. Estoy libre de tensiones y ansiedad y por lo tanto disfruto de cada momento.

Utilice estos tres pasos en un par de meditaciones. De ahí en adelante la sencilla frase de "disfruto de todo lo que hago" será suficiente.

Otra herramienta que tal vez desee usar en la meditación es el yantra. En algunas disciplinas de meditación los yantras son mandalas, figuras geométricas ornamentales que ayudan a silenciar la mente. Utilícelas si le atraen, pero no es necesario salirse de lo normal para encontrar su mandala. Un círculo, un cuadrado o unos triángulos sobrepuestos son yantras sencillos que funcionarán igual. Puede apoyarse en una figura antes de concentrarse en ella o visualizarla mientras medita, y recuerde poner atención solamente en el yantra y dejar que los pensamientos intrusos se alejen o se desvanezcan.

Sin embargo, ni los mantras ni los yantras sustituyen la búsqueda del silencio, tal como explicaremos en el siguiente capítulo.

9

Control de la respiración y postura en la meditación

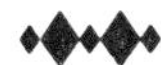

Jesucristo dijo a sus discípulos: "Sólo los que se conviertan y sean como niños entrarán en el reino de los cielos" (Mateo 18:3).

Usted se ha convertido y por tanto ha cumplido con la primera parte de la frase. Esto no significa que haya cambiado su fe religiosa ni que se haya tenido que convertir al cristianismo, si es que es una de los millones personas del mundo que creen en el Islam, la fe de Confucio, el hinduismo, judaísmo, budismo, sikhismo, taoísmo, zoroastrianismo, jainismo o shintoísmo. Cualquiera de los miembros de las once grandes religiones o de las numerosas religiones pequeñas es, desde luego, igual ante los ojos de Dios, ya que se trata de una fuerza de amor que no permitiría que existieran diversas religiones si no condujeran a la salvación. Su luz brilla sobre cada uno de nosotros sin discriminación y, en materia de fe, somos capaces de ser como el ciego que intentaba describir el elefante.

Por supuesto que estamos convencidos de que nuestra fe es la única verdadera. Así es como debe ser, ya que lo que es correcto para nosotros es correcto para nuestro mundo. Sin embargo, la conversión no se limita a un credo. Tenemos un maravilloso amigo que es sacerdote católico romano. Mientras ejercía de misionero en Filipinas el padre P. conoció a unos devotos musulmanes que le aseguraron que estaban rezando para lograr que se convirtiera a sus creencias. Al igual que él, son personas decentes y sinceras que desean salvar el mundo. La única persona que se debe salvar es uno mismo y esto se logra siguiendo el credo que uno cree más válido.

Entonces nuestra conversión tiene que ser hacia la luz y todo el que se orienta hacia la luz camina en la luz de Dios. Dicha persona caminará junto a Dios y descubrirá que el cielo está aquí y ahora; no más allá del Sol sino aquí en la Tierra, dentro de la persona, esté despierta o dormida. Como hijo de la luz no puede errar en pensamiento, obra u omisión.

Regreso a la infancia

Debemos aprender lo que significa volver a ser niños y para ello le pedimos que recuerde su propia infancia durante unos instantes. Si piensa que es imposible observe a una persona más joven que conozca que esté entre los cuatro y los ocho años. Un niño es un ser completo. El niño percibe el yo como el centro del mundo y todo lo demás existe para su propio beneficio. Pero cuando se pasa a la edad adolescente desaparece este sentido de centralismo. En realidad la conciencia, cada vez más dolorosa, de que uno no es el centro del Universo y de que algo o alguien lo debe ser, suele convertir la vida en algo extremadamente difícil. Durante la adolescencia hay cambios rápidos y constantes. Puede recordar los suyos. Fue el periodo en su desarrollo en el que dejó de aprender con facilidad. Ahora sabemos que ese cambio en los patrones de aprendizaje era parte de su evolución psicológica y que sus ondas alfa dominantes, con las que se aprende fácilmente, se sustituyeron por las betas, de ritmo más rápido, aunque no resulte un consuelo si se piensa en lo que se perdió. Además, la lealtad a la familia empezó a naufragar y sucumbió ante el compañerismo y la aprobación del grupo de su misma edad y gustos. La felicidad completa que caracteriza a los jóvenes del segundo, y a veces del tercer año de la escuela, desaparece sin dejar rastro. Ya sea que describa este periodo como el de "crecimiento" o, en términos de Freud, como el periodo en el que el superego empieza a asumir la función de los padres o, como Jung denomina en su autobiografía, "la división de uno mismo" o "la desunión conmigo mismo y la incertidumbre respecto al mundo", cuando se alcanza la edad de diez años el efecto es devastador. Esto es lo más común; de hecho, es universal, parte del crecimiento natural. Arthur Koestler lo explica muy bien en su libro *Roots of Coincidence*: "El Universo se enfoca en el ser y el ser *es* el Universo." Aun así el niño existe dentro de un mundo centrado en sí mismo y que es demasiado limitado, por lo que debe romper este círculo estrecho para abordar una conciencia más amplia de lo que le rodea y de los demás a fin de darse cuenta de que el centro real se debe colocar dentro del enorme círculo del globo terráqueo.

Volverse un todo

La idea de volverse un niño, por lo tanto, significa que debemos volver a obtener el sentido de unión, de ser completos, vivir sólo el momento presente en un sentido global. En resumen, debemos sintonizarnos con el ritmo *natural* del mundo y vernos como una parte valiosa del gran todo para que podamos ser lo que se denomina un ser holístico. Cuando esto sucede se tiene un conocimiento más amplio que borra cualquier duda acerca de que el cielo está aquí y ahora, con nosotros y en nosotros mismos.

Su decisión de volver a nacer en la luz significa que es un hijo del Universo. Sus meditaciones le permiten disfrutar de los frutos de la infancia ya que lo mantienen en sintonía con el gran círculo de la humanidad y la naturaleza.

Sin embargo, la palabra *meditación* se suele utilizar de forma equivocada. Nosotros mismos, a fin de no confundir los temas al principio del curso, la hemos utilizado con poca exactitud. Ahora que ya ha progresado en sus ejercicios debe saber que no es un sinónimo del estado *alfa*. Ocurre en el estado alfa cuando se alcanza el nivel más profundo, pero ha de ir precedida de lo que se llama concentración y contemplación.

Se han dado ejercicios para las tres. Para la concentración uno se concentra con los ojos entreabiertos en la llama de una vela o en una figura geométrica llamada yantra, o se concentra la atención en un mantra, un patrón de sonido que ayuda al control de la respiración y con ello conduce a la meditación. La finalidad de la concentración es la unión con el objeto o sonido "semilla" para que toda la atención se enfoque en ella. No obstante, el estado de conciencia alterado no es estrictamente la meditación, pero es un primer paso hacia ella. Las disciplinas que se quedan sólo con la concentración son, así pues, insuficientes.

Algunas técnicas que se denominan meditativas llegan hasta el siguiente paso de la contemplación. El estudiante se vuelve uno con el objeto de estudio o puede alcanzar un periodo de estudio sin ideas preconcebidas y dejar que el subconsciente le sugiera un pensamiento o una visualización con la cual se "identifica". La contemplación requiere de una rendición del ego con la finalidad de experimentar el objeto o el pensamiento en su plenitud, pero todavía falta un corto paso para llegar al efecto deseado.

El tercer paso, la verdadera meditación, requiere de una plenitud del ser. Se cierran los ojos, se baja al nivel alfa y se busca el silencio en lugar de algo externo; o sea, es una evasión del pensamiento con la finalidad de eliminar por completo las ideas, sonidos y visiones. Sólo vaciando un vaso se puede volver a llenar por completo y la plenitud del ser busca el silencio; por lo tanto, la contemplación y la concentración, que conducen finalmente a lo mismo, es el método que hemos seleccionado para usted. La meta es el silencio de la mente. No se medita en el verdadero sentido de la palabra hasta que se ha alcanzado ese punto. Admitimos que no es fácil. Al principio el cuerpo lucha, después lo hace la mente y finalmente las emociones se resisten diciéndonos que si no "sentimos nada" no estamos vivos. Por lo tanto, hay que escombrar, limpiar el pizarrón, penetrar en el corazón del ser donde todo *parece* estar lleno y tranquilo al principio. En el vacío surgirán nuevos pensamientos, visiones e ideas ya que la naturaleza no puede tolerar el vacío. En ese momento debemos tener cuidado de dejar que todos estos "pasen de largo" en lugar de tratar de asirnos a ellos. Después de hacer esto durante largo rato nuestra mente queda realmente en silencio y los minutos o las horas pasan sin darse uno cuenta. En esta quietud avanzamos espiritual y psicológicamente. A través de la concentración o la contemplación se adquieren ciertos beneficios, pero no se pueden comparar con los de la verdadera meditación.

La postura en la meditación

Algunas disciplinas proclaman que la postura puede ayudar a meditar. Los que están a favor de la posición de loto creen que las piernas y los brazos cruzados permiten que las vibraciones del cuerpo se muevan en una figura de ocho. Si está cómodo en la posición de loto y piensa que le favorece, úsela en todos los casos, aunque nosotros no le hemos encontrado ventajas sobre la posición de faraón (sentado derecho en una silla con los pies apoyados en el suelo y las manos sobre los muslos).

Casi todas las técnicas de meditación emplean la relajación y el control de la respiración. Aquí las prácticas orientales pueden ser de incalculable valor para los occidentales. Estamos demasiado tensos y la mayoría de nuestros ejercicios físicos están pensados para formar los músculos en lugar de para relajar el cuerpo. Nuestros juegos populares de participación —béisbol, fútbol, golf o tenis— ejercitan los músculos que se ocupan en las labores cotidianas. Sólo la natación relaja, pero es una actividad de temporada en muchos lugares. Así pues, debemos usar los ejercicios destinados a la relajación de los músculos y para ello el más notable es el yoga. Ésta es una técnica de meditación que requiere años de estudio y no está diseñada para una cultura como la nuestra, que necesita de rápidos ajustes; sin embargo, los ejercicios preliminares del yoga, las asanas (ejercicios corporales) son muy recomendables si es que se dispone de un buen maestro.

Respiración

El control de la respiración es más importante para lograr un estado alterado de conciencia; una vez que se encuentra una posición cómoda que mantenga el cuerpo erecto, con la caja torácica libre para la respiración profunda, se está listo para observar los beneficios que produce el aminorar el ritmo de la respiración. En promedio respiramos de dieciséis a dieciocho veces por minuto. Cuando estamos excitados nuestra respiración aumenta. Cuando utilizamos la mente la respiración decrece. Esto, que sucede de modo natural, se puede controlar, aunque debe recordarse que la respiración es algo natural, fácil e involuntario que no se debe forzar. Cuando se viola esta regla uno podría llegar a hacerse un daño incalculable: los que critican el Hatha yoga insisten en este punto. No obstante, se debe señalar que el Hatha yoga no recomienda de ningún modo forzar la respiración. Se pone énfasis en la restricción moderada de la respiración; las personas que tratan de resumir un proceso que dura años de estudio en unas cuantas semanas se ven en grandes dificultades. Tanto en las asanas (ejercicios corporales) como en los pranayamas (ejercicios de respiración) se aplica la regla de la moderación.

Por ello, usted *debe* aprender a alterar su respiración de forma que pueda utilizarla para su protección. Empiece cerrando la boca y respirando sólo por la nariz. Ponga la mano en el diafragma y respire profundamente para que su mano se mueva para arriba o para abajo conforme infla o desinfla sus pulmones. No debe mover los hombros sino mantenerlos quietos. No ponga atención a lo que sucede, deje que la respiración continúe a su voluntad. Si se excita o se pone nervioso por su manera de respirar relájese y piense en algo agradable durante un instante y cuando su respiración haya vuelto a la normalidad repita el ejercicio.

A continuación abra la boca y haga veinticinco respiraciones superficiales y jadeantes. Hágalo solamente una vez. La respiración superficial y jadeante se debe utilizar en emergencias tales como darse ánimos ante el pinchazo de la aguja de un doctor. Suspende momentáneamente el dolor de una herida pero este método no se debe usar continuamente. Las personas que respiran con rapidez o suspiran con frecuencia a causa de una excitación sostenida tienen probabilidades de sufrir de hiperventilación que conlleva síntomas de desorientación y desmayos.

Disminución de la respiración

La respiración agitada no se debe utilizar NUNCA para las enfermedades de corazón. De hecho, se aplica justamente lo contrario. Se debe aminorar la respiración todo lo posible. Conocemos a muchos individuos que se han librado de ataques de corazón o han detenido los que estaban en proceso mediante el control del corazón a través de la respiración lenta. El secreto reside en relajarse lo más posible bajo las circunstancias, y respirar lentamente mediante el diafragma. Todo el mundo debería practicar esta sencilla técnica, que salva la vida, pero sobre todo las personas con problemas de corazón.

Otra razón para aprender a respirar despacio es que previene el enojo o el fastidio. Estas emociones tensan el cuerpo e incrementan la respiración. A la mayoría de las personas les recomiendan contar hasta diez para sobreponerse al enojo, pero es más directo contener deliberadamente la respiración hasta diez o doce respiraciones por minuto. Esto disipa estas emociones. No se pueden retener cuando el cuerpo se relaja.

El miedo o el terror se puede disipar de forma parecida aminorando la respiración. Lo que sucede en una situación atemorizante es que los músculos se tensan y esto restringe el flujo de la sangre inhibiendo la respiración. La tensión causa cada vez más tensión y, en casos extremos, puede incluso cerrar la garganta hasta el punto de no poder respirar ni hablar. El cuerpo suele tratar de combatir estos efectos bostezando. Todos los temores impiden actuar apropiadamente y se pueden superar respirando lenta y profundamente.

Reducir el ritmo a diez o doce respiraciones por minuto es asimismo la mejor preparación para la actividad mental. Algunas personas nunca encuentran el modo adecuado de estudiar o pensar porque respiran demasiado rápido. Si se dedican unos cuantos minutos a disminuir la respiración y a hacerla a través del diafragma, el cuerpo se acostumbrará a un estado propicio para el pensamiento. Es precisamente lo que hacemos cuando comenzamos a meditar. Relajamos el cuerpo y usamos la respiración para empezar la "cuenta atrás". A medida que vamos descendiendo nuestra respiración disminuye el ritmo (como debería si es que estamos lo suficientemente relajados y deseosos de alcanzar el nivel alfa) y permanece lenta durante gran parte de la meditación. Puede acelerarse un poco en algunos ejercicios, como la visualización con emoción en el ejercicio de renovación, pero invariablemente se aminora cuando eliminamos la emoción.

Cuando se aumenta el número de respiraciones por minuto ascendemos al nivel alfa. Si es así, lo que debemos hacer es inhalar profundamente y decirnos a nosotros mismos que cuando exhalemos hallaremos el nivel adecuado. La respiración lenta y la relajación que la acompaña son la causa de que salgamos tan descansados y vigorosos después de un periodo de concentración o contemplación. La meditación (es decir, la búsqueda del silencio) también tienen ese efecto, desde luego, pero tiene además otros beneficios.

Reducir la respiración

Durante el trabajo de meditación de esta semana escuche su respiración. No intente aminorarla o acelerarla al principio. Tan sólo escúchela. Perciba lo natural y fácil que resulta. Si se concentra en las causas que la aceleran relájese un momento y piense en una experiencia placentera. La respiración es automática. Es el intercambio natural con el Universo y no necesita hacer nada más que observarla durante un instante. Más adelante se familiarizará con el ritmo natural de las respiraciones por minuto. Entonces, mire el segundero del reloj y reduzca una respiración por minuto. Si su ritmo normal es de dieciséis intente respirar quince veces por minuto durante una semana hasta que se sienta a gusto. No tenga prisa. La reducción de una respiración por minuto a la semana es suficiente. La segunda semana trabaje hasta reducir su ritmo a catorce respiraciones por minuto. Tómese otra semana para reducirla a trece y manténgase reduciendo el ritmo de la respiración hasta que pueda producir *fácilmente y sin tensión* un ritmo de diez respiraciones por minuto. Deténgase ahí. No intente bajar de diez por ninguna circunstancia. Cuando progrese hasta el punto en donde se requieren menos de diez lo conseguirá naturalmente. El cerebro necesita oxígeno y usted no debe cortar el suministro adecuado. Recuerde, no se trata de una competición, y esto se aplica con mayor razón en la meditación. Haga lo que sea mejor para usted y deje a los demás que avancen o permanezcan estacionarios según sea su voluntad. Si alguien se jacta de que respira once o doce veces por minuto déjelo; el que puede salir lastimado es el cerebro de la otra persona y no el suyo.

Puede ayudarse a respirar lentamente sentándose ante una luz de un vela. Ponga el rostro cerca de la llama y respire hasta que pueda hacerlo por la nariz sin alterar la llama.

Practique con una vela y tome el tiempo de las respiraciones hasta que sean lentas y definidas. Será una experiencia relajante además de ayudarlo a superar los estallidos de ira o aliviar el dolor.

No olvide seguir la regla de la moderación en su trabajo de respiración: *Nada con exceso.*

Nuevas capacidades psíquicas

Este dictado se aplica a todos los aspectos de su evolución. Conforme vaya leyendo y aprenda de los que poseen poderes psíquicos tal vez le entre impaciencia por progresar. No debe ser impaciente. Ya está en el camino hacia una nueva conciencia y no importa que otros individuos hayan avanzado más o de una manera más rápida. No está compitiendo con nadie, esto no es una carrera. Haga lo que esté bien y no se preocupe por los dones de los demás. Los poderes de la telepatía, la clarividencia, la psicoquinesis o los demás pueden manifestarse por sí solos en la vida; si no lo han hecho lo harán algún día. No puede apresurarlos forzándolos con ansiedad. Es más, cuando aparezcan no se impresione demasiado por su importancia. Los orientales los llaman *siddhis*, o poderes sin consecuencias; no se distraiga de la meta de volverse un individuo completo que pueda vivir tranquilamente en este mundo. No son motivo de orgullo ni de ostentación. Todo lo contrario. Cuando se manifiesten debe guardárselos para usted y usarlos para beneficio propio y de los que le rodean. Pero no son la evidencia de su "llegada" a la meta deseada sino meros postes que se observan a lo largo del camino. Hacer demasiado énfasis en ellos puede desviarle, en el mejor de los casos, y en el peor, impedir su completa evolución. Ciertos individuos se han enamorado de sus poderes psíquicos, se han detenido en esa etapa y no han logrado alcanzar su meta ulterior y verdadera.

Deje que sus capacidades psíquicas vengan y vayan a su libre voluntad. Si continúa con su evolución se volverán más fuertes y fiables y lo que es más, obtendrá mejores recompensas de las que se imagina en este momento.

Llenar el cuerpo de luz

Durante las semanas de meditación trabaje con la respiración. Cuando haya logrado reducirla en una respiración por minuto añada otro ejercicio, que será sentarse en la luz. Repita el ejercicio del círculo de luz hasta que esté rodeado y lleno de luz, pero cuando lleve el círculo hacia abajo no lo cierre. Inspire la luz hacia el pie y satúrelo de luz. El ejercicio del círculo ya ha llenado su pie, pero tal vez no haya hecho un trabajo completo. Inspire la luz, empújela hasta que sienta su peso en el pie. Después exhale y mientras lo hace haga que salga la luz junto con cualquier dolor, tensión u otra negatividad del pie o las pantorrillas. Exhale y libere todo lo que en las pantorrillas o los muslos podría impedir que se llenaran de luz. Inhale la luz y empújela hasta los muslos. Exhale y libere las toxinas de las caderas. Inhale y llénese de luz hasta la cintura. Exhale para extraer todo lo que impida que llegue la luz a su pecho. Inhale la luz y diríjala al pecho. Repita la operación en los brazos y el cuello y sienta el peso de la luz en todo el cuerpo. Ahora trabaje sobre su cabeza hasta que se llene de luz y ésta se derrame por arriba, y comience a ver, con los ojos cerrados, que su cabeza está brillando.

Al principio le llevará más de una respiración llenar una parte de usted en particular. Hágalo las veces que sean necesarias. Si necesita diez respiraciones para llenar el pecho no importa, no hay que escatimar. Tome tantas respiraciones o el tiempo que necesite para completar el trabajo, pero hágalo por completo.

Energía psíquica

Esta luz con la que ha bañado el interior de su cuerpo es lo que llamaremos, a falta de un término mejor, energía psíquica. Le proporcionará energía física si está cansado, energía mental si está mentalmente exhausto y energía emocional positiva. No dude en utilizarla. Además, no se preocupe por obtener más de lo debido, pues nunca es demasiada y siempre está disponible para todo el mundo. La energía psíquica abunda en todos los seres vivos, sobre todo en la vegetación y en el agua de los manantiales. Se pega en las paredes de la habitación y en la silla en donde usted se sienta, pero se encuentra en su estado puro y más beneficioso en la naturaleza. Siéntese bajo un roble o un abeto, o junto a un manantial, y absórbala en su cuerpo a través de la respiración, pero si no puede ir hasta un lugar así, utilice los ladrillos o las piedras de su apartamento o casa para abastecerse de energía. Use cosas como el cuero o la lana natural para aumentarla, pero búsquela siempre en cosas, no en personas, ya que las personas podrían estar contaminadas con alguna negatividad que no desea ni necesita.

Si es lo suficientemente sensible sentirá la energía fluyendo dentro de usted. Si no es así tampoco se alarme. La energía psíquica es una alta y fina vibración que se puede obtener y utilizar, y podrá experimentar mejor sus beneficios antes de que aprenda a reconocerla.

Más adelante discutiremos los métodos de utilización de la energía psíquica para la renovación y para ayudar a los demás, pero primero debemos explorar algunos aspectos importantes de la personalidad de los seres humanos que nos guiarán a su aplicación correcta.

10

Predicción del futuro y lectura del aura

◆◆◆

Las agonías de la infancia ya no le han de afectar ya que usted es un hijo de la luz. Pero antes de discutir su nuevo punto de vista debemos examinar los efectos de su anterior modo de pensar.

Una de las peores dificultades se refiere a sus expectativas ante el futuro. La mayor parte de la humanidad espera los desastres. Afortunadamente, una vez que esté en sintonía con el proceso natural mediante la eliminación de las negatividades, usted estará programado para el bien. Su mundo es su creación y creará lo que sea mejor para usted y para los demás. Todo lo que le pertenece ahora o tiene relación con usted es resultado de sus pasadas esperanzas. No tendría un coche sin haberlo deseado antes y si el color del vehículo no es de su gusto es tan sólo porque se imaginó algo más importante que el color, como la disponibilidad inmediata o el precio. Su casa y su ropa son el producto final de lo que *pensó* que podría tener o de lo que pensó que se merecía. Y he aquí un secreto importante: si está viviendo en una casa inferior al promedio y viste ropa barata y poco atractiva está recogiendo la cosecha de sus pensamientos negativos pasados. Posee lo que posee porque se ha dado en creer, sin duda a nivel inconsciente, que una casa pobre o ropas modestas es todo lo que se merece. Sus ideas internas fueron la semilla y así recogió lo que sembró. Ahora, si desea mejores condiciones, comience a visualizarse poseyéndolas. No se vea poseyendo algo que pertenezca a otra persona, sino cosas propias de usted y a su alcance en todo momento. Elimine la negatividad que le ha impedido recibir lo mejor.

Prever las circunstancias

Lo mismo se aplica a las circunstancias. Si piensa en los desastres realmente está PREVIENDO que éstos le ocurran. Deténgase un momento a pensar en algún desastre que le haya ocurrido. Analice lo que sucedió. Usted PREVIÓ el problema, ¿verdad? Se desplegó ante usted en su pantalla mental. Se vio a sí mismo en problemas, tal vez sufriendo un gran dolor. Ahora cierre los ojos y borre completamente la pantalla mental catastrófica viéndose advertido del problema y estando bien, contento y próspero. Cuando viva en la luz PREVERÁ sólo el bien porque programará su subconsciente para obtener resultados positivos. De otro modo usted prevé los desastres y los atrae hacia usted. Recuerde sólo que su situación *actual* es el resultado de sus antiguos pensamientos; su futuro depende de lo positivo que visualice su mundo y sus circunstancias. Cuando decimos esto no nos estamos contradiciendo sino que estamos simplemente tratando de explicarlo de manera sencilla. El presente ES todo lo que tenemos. Debemos vivir aquí y ahora; pero, de todos modos, lo que usted tendrá en el futuro está ahora en su subconsciente. EXISTE AHORA, esperando manifestarse, así que debe echar afuera todos los pensamientos que contengan problemas y deficiencias y RENOVAR su subconsciente con otros positivos. Dígale lo que desea con todo su corazón sabiendo que usted YA lo ha obtenido —en este momento— y será suyo.

Los estudiantes suelen preguntar cómo es esto posible. Un joven llamado Rick deseaba ser doctor y no podía entender al principio cómo era posible verse AHORA como practicante de la medicina cuando tendría que pasar varios años estudiando para poder lograr su meta. Pronto aprendió que a menos que LO VIERA AHORA, AUNQUE NO LO CREYERA, podría no suceder al final y que el subconsciente no tiene sentido del tiempo tal como lo percibimos. Actualmente es médico, aunque varios años antes trató a su primer paciente.

Asimismo, él sabe que no debe decir en voz alta su logro. Esto es algo que se debe recordar. Deje sus temas de renovación sólo para los momentos de meditación. Entre dichos momentos no se ponga a pensar en sus progresos. No piense tan siquiera en sus metas ya que hacerlo da lugar a que las dudas le invadan. No hable de sus ambiciones porque al hablar destruirá su progreso rápidamente. Tenga fe en que este proceso sí funciona. Créalo. Crea en usted y en el poder supremo que llamamos Dios. Atraiga las cosas buenas de la vida pensando positivamente. Se dará cuenta de que "los que tienen, obtienen" y que usted puede estar entre los afortunados que *tienen*.

Dudas intelectuales

Admitimos que la fe resulta algo difícil para algunas personas, sobre todo las que tienen una inclinación intelectual. Ese tipo de personas requieren de evidencias contundentes, que simplemente no se tienen al principio del viaje psíquico. Como el resto de la gente, los intelectuales incluso pueden dudar de la conveniencia del llamado progreso personal. El progreso no se va a detener en el siglo XX más de lo que lo hizo en la Edad Media, cuando algunos optimistas creían que el mundo podía mejorar si la educación fuera algo universal y otros estaban convencidos de que la educación de las masas era peligrosa para la sociedad porque los malvados podrían utilizarla para fines malignos.

Lo mismo que la educación, esta técnica de predicción se puede utilizar para el mal. Después de todo, es un producto de la mente, y se puede usar o abusar de ella y producir resultados positivos o negativos que beneficiarán o perjudicarán al que la utiliza y a su mundo. Sin embargo, ello no detendrá el proceso. Los que actúen equivocadamente continuarán funcionando hasta llegar al final oscuro del *daimon*, así que no tendría sentido negárselo a los que lo usan en la luz. Ha llegado el momento de que esta idea se materialice y, una vez que se excluya a los charlatanes y a los embaucadores, el grupo auténtico recogerá una generosísima cosecha.

Hasta la fecha la educación no ha dado los frutos requeridos. Robert S. DeRopp, en *The Master Game*, escribe:

Una cultura materialista, empobrecida espiritualmente, no puede ofrecer ninguna enseñanza al aspirante. Los enormes centros de entrenamiento, altamente especializados, que se denominan universidades, obviamente carecen de universalidad. No ponen énfasis en lograr, primero, la expansión de la conciencia, y después, la adquisición de un conocimiento especializado. Educan sólo una pequeña parte de la totalidad del ser humano. Atestan el cerebro intelectual con hechos que sirven para la educación del cuerpo físico... Pero no ofrecen la verdadera educación, en el sentido de la expansión de la conciencia y en el desarrollo armonioso de los poderes latentes del ser humano.

La educación debe exponerse a los estudiantes a través de diversas disciplinas, varios conceptos, para que puedan elegir de modo razonable y lógico. Sin embargo, ciertos psicólogos están tan metidos en sus propias teorías que se niegan a considerar cualquier cosa que abra la mente. Los que *aceptan* estas posibilidades se denominan neohumanistas y algunos de los más grandes pensadores, entre los psicólogos y psiquiatras de nuestra era, promulgan las teorías holísticas de la humanidad. Estas teorías merecen ser escuchadas.

Aprender de la experiencia

Por lo tanto, le rogamos que abra la mente, pero que no sea demasiado confiado. Si cree todo lo que sale en los periódicos, revistas o en la TV acerca de los individuos que se están haciendo famosos como psíquicos va a acabar amargamente desilusionado. Se destruirá la reputación de muchas personas y muchos charlatanes serán desenmascarados antes de que lleguemos a la verdad de nuestras capacidades mentales para mover objetos por medio del pensamiento o realizar cualquiera de los demás fenómenos psíquicos. Incluso los que comenten fraude pueden engañarse a sí mismos, pues la voluntad de agradar al público puede sobornar la mente. Los psíquicos no saben siempre cuándo están "prendidos" y deben ponerse a prueba constantemente. Los que sean honestos, con frecuencia admitirán que no pueden afirmar si están recibiendo información clarividente, precognitiva o telepática de un sujeto. Por lo tanto, aprenda a confiar en sus propias experiencias, tenga cuidado de no engañarse en su deseo de creer y mantenga la mente abierta hacia los demás.

A medida que vaya eliminando las negatividades irá progresando. Al final llegará a un punto en el que no necesitará que nadie le diga lo que va a pasar ya que será su propio psíquico. Y no tendrá que preocuparse por el mal uso de los poderes que adquiera porque no podrá abusar de ellos si trabaja en la luz. Si cae momentáneamente en alguna negatividad, su subconsciente le alertará del error. Practique la renovación en la luz y recibirá lo que usted desee.

El VER no se limita únicamente al futuro. Es algo que puede aprovechar desde este preciso momento y además le demuestra que los ejercicios de la luz en los que ha estado trabajando están basados en hechos.

Los halos

La luz y la oscuridad son los temas favoritos de los escritores y pintores de la Edad Media y el Renacimiento; los más iluminados de estos artistas fueron capaces de tener percepciones que incorporaron a sus obras. Un ejemplo podría ser la aureola. Durante la Edad Media, el halo que se presenta alrededor de la cabeza de las deidades o de los santos era grande y de colores brillantes, como revelan los frescos de Cimabue y Giotto. El artista del Renacimiento no retrataba únicamente sujetos religiosos sino también personajes histórico-míticos y los diferenciaba mediante los halos o aureolas que perfilaba alrededor de las figuras religiosas. Estas manifestaciones fueron disminuyendo durante el Renacimiento hasta que llegaron a verse reducidas a líneas doradas circundando la cabeza de las madonas de Rafael, quedando eliminadas por completo en los niños.

Hasta hace pocos años la mayoría de las personas creían que estos halos eran un mero signo estilístico de la época. En la actualidad se ha demostrado que tales cuerpos de luz existen y, además, que todo ser vivo tiene un halo o aura. Se han logrado fotografiar. Los Kirlians de Rusia poseen un equipo perfecto que capta el aura humana y de las plantas y numerosos estudiosos occidentales han estudiado la técnica en Estados Unidos. Se puede obtener más información en *Psychic Discoveries Behind the Iron Curtain*, de Sheila Ostrander y Lynn Schroeder, o en libros más recientes acerca del trabajo de los Kirlian, aunque le sugerimos que posponga la lectura sobre el aura hasta que la haya visto por sí mismo. Afortunadamente, éste es un ejemplo de que no necesita saber nada de oídas. Con un poco de tiempo y ningún esfuerzo usted podrá observar el fenómeno atestiguado por los artistas del pasado. Asimismo, se dará cuenta de que sus ejercicios con la luz tienen fundamento en los hechos.

Ver el aura

Antes de discutir el método se necesita definir la palabra *aura*. Su origen no está claro pero probablemente venga de la palabra griega que significa respiración o aire. En la actualidad se la ha denominado de casi todas las maneras posibles desde una "emanación sutil e invisible" hasta un "campo magnético vibracional que rodea a todo ser vivo". Ninguna definición es adecuada. Aunque sutiles, las auras *son* visibles. Los que son capacaes de verlas han podido comprobar su exactitud al observar a la misma persona o el mismo objeto y comparar sus visiones. Y resulta confuso el término "magnético" de la segunda definición ya que implica atracción. Se puede tomar en cuenta la cultura o predisposición del que la define. Los psíquicos proclaman que el aura es un cuerpo etéreo mientras que los científicos son reacios a aceptar que existe ya que carecen de una explicación lógica de la sustancia —que podría ser una emanación de vapor, térmica o eléctrica— y sus efectos. Obviamente sería necesaria una interpretación que pudiera ser aceptada universalmente, pero hasta que se disponga de ella describiremos el aura como una emanación sutil que rodea el cuerpo que la produce. Es una luz que pueden observar los que están entrenados y varía según los cambios que suceden en el cuerpo vivo que la produce. Este fenómeno no se limita estrictamente a los que tienen ojos o gozan de la vista. Un individuo, ciego desde la infancia, demostró ante un grupo de unas cuarenta personas que podía observar con exactitud y describir el aura.

Los ciegos que "ven" el aura

Esta demostración ocurrió por casualidad. Habíamos organizado una serie de lecturas sobre La PES para la YWCA, en las Cataratas del Niágara, en el estado de Nueva York. En la clase participaban unas cuarenta personas, incluyendo un ministro religioso joven y su esposa, a la que llamaremos la Sra. W. Antes de comenzar la segunda clase, la Sra. W. nos confesó que estaba preocupada. Un pariente, estudiante de medicina, estuvo cenando en su casa aquella tarde y le comentó sobre su embarazo diciéndole que estaba reteniendo agua y que además no gozaba de buena salud. Ya estábamos sentados, cerca del estrado de la clase cuando llegó la instructora. Junto a ella vinieron un par de invitados que se sentaron en la parte de atrás del salón. La lección trataba del aura. La instructora mencionó que ella y su grupo de invidentes estaban experimentando con el entrenamiento del aura y que uno de los experimentadores, el Sr. Lentine, que enseñaba física en la escuela secundaria local, estaba presente y dispuesto a responder algunas preguntas.

Inmediatamente después de la lectura nos aproximamos al Sr. Lentine y le pedimos que leyera el aura de la Sra. W. Nuestro propósito era distraerla y hacerle olvidar el diagnóstico de su pariente.

Las personas que oyeron la solicitud se voltearon inmediatamente. Todo el mundo se puso a mirar al Sr. Lentine. No hubo oportunidad de que nadie le dijera nada acerca del embarazo de la Sra. W. y no tuvo otro medio de saberlo ya que era su primera visita a la clase y no conocía a los estudiantes, que, en general, tampoco se conocían entre sí. El Sr. Lentine y la Sra. W. nunca habían sido presentados; el Sr. Lentine estaba a una distancia de un metro y medio aproximadamente, con el ceño fruncido y transpirando. Parecía muy alterado y balbuceando dijo que hablaría con ella al cabo de unas semanas. Esto alarmó muchísimo más a la Sra. W. que ya estaba segura de que había algo drásticamente mal en ella y su bebé nonato, por lo que finalmente tuvimos que solicitar a nuestra instructora, la psíquica Carol Liaros, que le dijera que no importaba que expresara lo que había visto. Ella contestó sencillamente: —Está bien, Sam. Diles lo que estás viendo. Entonces él describió el aura de la Sra. W. como si estuviera cargando una gran pelota de baloncesto. Más adelante, en la conversación, reveló que había dudado porque no sabía a ciencia cierta si era casada o, en caso de serlo, si deseaba que los demás supieran de su embarazo.

Este mismo vidente, que abandonó la zona para dedicarse a la física en el Instituto Politécnico Rensselaer, inventó una máquina con la finalidad de ayudar a los demás invidentes a ver las auras y colores y en general a agudizar sus sentidos para reemplazar el de la vista. Carol Liaros, al mismo tiempo, inició el "Proyecto de concienciación con los invidentes" continuando su trabajo con ciegos mientras los entrena para ver sin aparatos mecánicos.

Experimentar consigo mismo

Afortunadamente usted no necesita de ningún aparato; puede comenzar a ver las auras a simple vista una vez que conozca la técnica. Los requerimientos son los mismos que para la meditación. Relaje el cuerpo lo más posible. Sin embargo, ahora mantenga los ojos abiertos. Simplemente ablándese como si su cuerpo estuviera hecho de serrín y como si las tensiones, en forma de arena, se estuvieran hundiendo a través de un agujero por su pie derecho. Luego desenfoque los ojos y mire fija y directamente encima de la cabeza del sujeto. Los primeros intentos se deben hacer en una habitación con luz tenue con el sujeto de pie delante de un fondo plano que puede ser más oscuro o más claro que el sujeto. Si no puede oscurecer la habitación no posponga el experimento; el aura se puede ver con luz brillante también y en una emergencia se puede sostener un abrigo por detrás del sujeto para proporcionar un fondo sólido.

Relajar los ojos

El secreto reside en la relajación y desenfoque de los ojos. Usted puede observar los cambios de la pupila cuando se relajan: se alarga y se deja de parpadear. Por tanto, se recibe más luz dentro del globo ocular, siendo doloroso al principio. Si sucede, mire de soslayo al sujeto. Permanezca relajado y aminore su respiración. Al cabo de unos instantes probablemente verá una opacidad alrededor de la cabeza del sujeto. No importa que sea más oscura o más brillante que el fondo ya que probablemente no tendrá color. Una de las razones de tener la habitación en semipenumbra es que elimina la posibilidad de ver sombras, que es a lo que la mayoría de los "videntes" atribuyen el fenómeno. Aunque si usted sospecha de las sombras, puede eliminarlas poniendo al sujeto donde no pueda hacerlas.

Es preferible elegir al principio como sujeto a un individuo que muestre gran cantidad de energía física, pero puede utilizar a más de una persona en cada intento. Por lo general los que están dispuestos a ser voluntarios son grandes productores de energía. Cualquiera que sean las circunstancias, no piense que debe posponer el experimento hasta que las condiciones sean más favorables. En realidad ni siquiera necesita a ninguna otra persona; puede sentarse usted mismo en una habitación con luz tenue y poner las manos delante de un fondo de un solo color intenso. Relaje el cuerpo y mire las puntas de sus dedos. O también puede permanecer delante de un espejo con un fondo plano tras usted y mirar perezosamente a un punto a unos centímetros sobre su cabeza. Lo que verá será una línea parecida a la envoltura transparente de los alimentos o al papel encerado, más clara o más oscura que el fondo. Trate de no excitarse cuando la observe ya que la más mínima tensión puede hacerla desaparecer. El ver el aura es un juego para perezosos. Manténgase relajado.

Si un aura parece ir y venir durante los primeros intentos no se desaliente. Cuando se haya acostumbrado lo suficiente será capaz de estudiar el aura pero, mientras dirija su atención normal a ella, los ojos cambiarán, se enfocarán y percibirá tan sólo el cuerpo físico.

La mayoría de nosotros observamos las auras sin color al principio. Unos cuantos individuos, sin embargo, se pueden desenfocar lo suficiente para ver su color. El primero es una banda estrecha de luz dorada que abarca todo el cuerpo, pero que es más notable en la cabeza y otras zonas desnudas. Esta banda se denomina doble etérico. Puede verla fácilmente alrededor de la cabeza de un orador poco inspirado después de la cena, cuando el fondo es de un color sólido, la habitación está a media luz y el rostro del orador se halla iluminado. Tal vez sea la cena, en lugar del discurso, lo que ocasiona el relax, pero muchos individuos informan que han visto por primera vez el doble etérico en un banquete o en alguna reunión.

No se alarme si el doble etérico le elude durante algún tiempo. No está compitiendo con nadie, la competencia conduce a la tensión y la presión le impedirá cualquier avance psicológico. Sepa que usted *verá* el doble etérico cuando haya entrenado el cuerpo y los ojos para que se relajen. No intente forzar su desarrollo. Vendrá con facilidad.

Distinguir los colores

Una vez que haya localizado el cuerpo etérico notará que hay colores alrededor de la estructura física del sujeto. Estos colores podrán variar desde sombras oscuras hasta el más deseable, opalino, casi sin color y titilante, que es más puro que el blanco. El color puede abarcar la figura, tal como sucede cuando el sujeto está absorto en sus propios pensamientos, se mantiene a propósito cerca del cuerpo, o se extiende a varios centímetros de distancia en todas direcciones si el sujeto se identifica con los demás o está proyectando sus emociones.

Los colores cambian con el estado de ánimo o las emociones del que los proyecta y por ello resultan de ayuda para comprender a las demás personas. Tanto el color como la forma son significativos. Afortunadamente, un aura negra es rara y la mayoría de las veces indica emociones como el odio, la malicia, la envidia, la avaricia o cosas parecidas. De todas formas se debe tener cuidado de no sacar conclusiones precipitadas. Son raras las ocasiones en las que el observador malinterpreta el color o su significado. Sin embargo, en general, es mejor intentar iluminar los espíritus o las personas que poseen auras oscuras, ya que las sombras negras o cualquïera de las demás sombras oscuras o turbias revelan que el individuo está pasando por un decaimiento o algún otro mal humor.

Los colores y las emociones

Existe un venenoso matiz amarillo que indica cuándo la persona es cobarde. La envidia y la malicia brotan con un tono enfermizo de verde. Todos los pensamientos o estados de ánimo se pueden leer en el aura y el color corporal es tan dominante que ocasiona que los individuos elijan tonos parecidos en su indumentaria o en los muebles o paredes de sus hogares cuando algún estado de ánimo persiste durante un largo periodo.

Por supuesto, los tonos suaves son los más favorables. El azul pálido revela que su productor está avanzando espiritualmente; el verde pálido es signo de las personas que curan. Nosotros nos hemos aproximado muchas veces a preguntar a personas totalmente desconocidas si eran doctores o enfermeras porque su verde era muy evidente. El dorado o amarillo pálido indica talento intelectual y los opalinos señalan a las personas integradas dentro del reino espiritual en un grado muy avanzado.

Los símbolos del aura

Hace poco hemos comenzado a detectar símbolos en el aura. Desde las primeras veces observamos halos alrededor de la cabeza de ciertas personas de corte religioso así como uno o más cuerpos oscuros detrás del sujeto. Al principio pensamos que los cuerpos eran imágenes postergadas, pero conforme realizábamos más exámenes y lo discutíamos con otras personas comenzamos a creer que estábamos viendo la silueta de individuos vivos que influían sobre el sujeto y eran algo así como una especie de protección mental, que se podría llamar el ángel de la guarda de cada persona. No obstante, no siempre aparecen. A veces van y vienen y la mayoría de las veces no están presentes. Los videntes más avanzados nos dijeron que esos cuerpos tenían luz y una forma distinguible y que a medida que se desarrollara nuestra visión podríamos describirlas con más exactitud. Los símbolos son diferentes de estas manifestaciones y la primera vez que los vimos fue cuando escuchábamos a un obispo de la Iglesia Ortodoxa Griega que hablaba del exorcismo. Dibujamos los símbolos en un papel tal como aparecieron, pensando que podrían ser letras del alfabeto griego. Sin embargo, cuando los revisamos con un individuo de nuestro grupo que es un psíquico avanzado nos informó que eran símbolos personales del orador, formas de pensamiento que se manifiestan en el aura del que habla. Cuando le solicitamos que dibujara los símbolos que ella había visto y los comparamos, resultaron idénticos. Obviamente no hemos alcanzado el punto de poder interpretarlos, pero si su conocimiento es importante para nuestro desarrollo, llegará.

Usos de la observación del aura

Todos podemos aprovechar las ventajas de la observación del aura. Es clave para descubrir las emociones o estados de ánimo de los demás. Si conocemos a una persona que aparenta ser psíquicamente tranquila, por ejemplo, y vemos destellos de rojo atravesando su aura sabremos que está enojada. El grado de emoción se puede determinar por el tono y la extensión del rojo. Unos destellos aislados indican un enojo moderado o un malestar pasajero, pero un aura invadida por el rojo o casi mudando su bello color revelan una ira profunda. La frase "estaba rojo" de ira es literal. Incluso aunque el enojo no sea tan fuerte como para que la persona se vea roja, como sucede a veces, se reflejará en el aura. Esta misma regla se aplica para los demás colores.

Los que perfeccionan su manera de ver el aura poseen una ventaja más. Pueden decir si las personas con las que se encuentran están bien en cuerpo y alma o necesitan ayuda. Si el cuerpo etérico se ve dentado en algún lugar indica una enfermedad en la parte física del cuerpo en donde se detecta. El otro día percibimos algo así sobre el hueso derecho frontal de nuestro clérigo cuando estaba dando su homilía. Al preguntarle nos informó que había padecido un dolor de cabeza recurrente y tuvimos la oportunidad de hacer un poco de curación en silencio, acerca de la cual hablaremos más adelante.

Los lectores del aura pueden decir también si los demás son honestos consigo mismos y el resto del mundo, ya que la deshonestidad afecta a los colores. Desde luego que debemos recordar siempre que no hemos de juzgar, aunque sí podemos usar la información para evitar ser decepcionados.

La existencia del aura ya no se debate. Una vez que el fenómeno se reprodujo en una película, la controversia sobre su existencia acabó, o debería haber acabado. La interpretación de los colores, por otro lado, no es tan exacta y sólo su propia experiencia viendo e interpretando auras le proporcionará los datos empíricos que necesita para cerciorarse.

La técnica puesta en práctica

Una vez que conozca la técnica del estudio del aura puede empezar a verla. Empiece por relajarse. Desenfoque los ojos. Dirija su atención a un lugar justo encima de la cabeza del sujeto y observe lo que sucede. Muchos individuos perciben la cobertura opaca en un minuto; otros tardan más, pero también pueden verla. Los colores suelen manifestarse más adelante, después de practicar lo suficiente. Si se relaja cuando practica y permite que pase el tiempo necesario no tardará en estar entre los que pueden revisar sus descubrimientos con los videntes.

Utilización del aura en la meditación

Durante las meditaciones de esta semana trabaje con su propia aura aprendiendo a contraerla o a expandirla. Repita el ejercicio dado en el capítulo anterior que trata de llenarse de luz. Cuando todo su cuerpo esté lleno de ella no lo cierre en la cúspide. En vez de eso continúe visualizando la luz que se derrama por encima de usted.

Será el centro de un huevo de luz que sobresale unos 10 cm de la parte más ancha de usted y es suave por fuera, como la cáscara de un huevo. Ahora prepárese a expandir esta luz haciendo lo siguiente:

1. Inhale y atraiga más luz hasta su aura. Exhale y empuje el círculo de luz 15 cm en todas direcciones, incluyendo por debajo de los pies y por encima de la cabeza.
2. Inhale y atraiga la luz. Exhale y expándala hasta que alcance los 60 cm.
3. Inhale la luz. Exhale y expándala hasta los 90 cm.
4. Inhale y al exhalar expanda la luz hasta 1.20 m.
5. Inhale y exhale hasta 1.5 m.
6. Inhale y exhale hasta 1.8 m.
7. Inhale y exhale hasta 2.10 m en todas direcciones de su cuerpo físico, incluyendo arriba y abajo.

Ahora es el centro de un enorme círculo de luz que se mezclará con la luz de las personas que haya en la habitación. Respirando suavemente y reteniendo el círculo observe lo que le pasa ya que es su primera experiencia con el inconsciente colectivo y le preparará para comprender las cosas maravillosas que contiene cuando trabaje con el mismo.

Si no siente ninguna diferencia en este momento, sea paciente. La emanación sutil del aura se hará más fuerte con la práctica y será recompensado con una sensación de alegría, la sensación de pertenecer al Universo.

Al cabo de unos minutos de experimentar el aura expandida empiece a reducirla a su tamaño normal:

8. Inhale y atráigala a 1.80 m en todas direcciones. Exhale y deje que penetre en su cuerpo físico.

9. Inhale y redúzcala a 1.5 m. Cuando exhale deje que la luz llene su cuerpo.

10. Inhale hasta 1.2 m. Exhale y expulse todo malestar, dolor, tensión u otra negatividad.

11. Inhale hasta 90 cm. Exhale las negatividades y hágale sitio a la luz.

12. Inhale hasta 60 cm. Exhale las negatividades y atraiga la luz.

13. Inhale hasta 30 cm. Exhale las negatividades y atraiga la luz.

14. Inhale hasta 10 cm desde la parte más ancha de su cuerpo. Exhale y cierre la parte superior de la luz a fin de que usted quede enclaustrado en una densa cubierta de luz brillante y clara que le proporciona protección a su cuerpo físico.

En los siguientes capítulos discutiremos los usos apropiados de la luz, pero por ahora aprenda a expandirla y contraerla para su propio beneficio.

11

Cómo encontrar
su verdadero ser

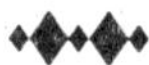

Como hijos de la luz, no necesitamos ser nadie más que nosotros mismos. Esto significa que debemos deshacernos de las máscaras que todos tenemos. En la juventud pensamos, diciéndonos a nosotros mismos, que el crecimiento y el condicionamiento cultural provoca las barreras que erigimos, por lo que adoptamos diversas máscaras según las ocasiones específicas. Ahora hemos alcanzado un punto en el que podemos desecharlas. Las máscaras son para los no iluminados. Los individuos que se han encontrado a sí mismos no requieren de tal "protección" hacia el mundo exterior. Si continúan usándolas en ciertas circunstancias deben estar completamente prevenidos de su falsedad y de la cultura que implica tal duplicidad. No se puede vivir bajo los dictados del mundo exterior cuando el único y verdadero ser es el interior. Es más, sólo existe una persona a la que podemos cambiar: a uno mismo. Así pues, procedamos.

La cantidad de máscaras que se utilizan es enorme. Hay una para las relaciones familiares; adoptamos el papel requerido según la posición que se ocupe dentro de la misma. Si se trata del padre, se ve como la estrella principal de la obra: el que trae el sustento, el cabeza de familia, el héroe que defiende de los dragones, que impide que entren los lobos y lucha contra los malos para el bien de los demás miembros de la familia.

Si se trata de la madre se ve como la actriz principal, la estrella, y su labor es proporcionar comodidad. Si se trata de un hijo o una hija se piensa que *se es* la razón de que exista la representación. El papá y la mamá están despiertos y existen con la única finalidad de proporcionar dinero, alimento, refugio, vestido y lo necesario para tener éxito.

¿Dónde se encuentra la verdad, dado que cada persona piensa que es la única y verdadera estrella del drama de la vida? Paradójicamente, todos están en lo correcto. Todos deben saber que realmente *son* el centro de su Universo. Todos los que no son capaces de tener una personalidad poco desarrollada. El papel estelar es algo natural. Sin embargo, se debe reconocer el drama para entrar en el juego y no pretender ser la estrella y el director a la vez. Lo que se hace cuando se juega el papel que se nos ha asignado es utilizar una máscara. Esta cobertura superficial hace que nuestros familiares se identifiquen con nosotros de una manera aceptable para nuestra cultura y conocimientos, pero podemos descubrir que incluso dentro del grupo familiar más cercano, cada uno de sus miembros describe a los demás de forma completamente distinta. Por lo tanto las máscaras se pueden percibir de modos diferentes.

Diferentes clases de máscaras

Nuestras necesidades cambian cuando salimos de la familia e ingresamos otro grupo o situación. En la escuela asumimos un papel diferente y adoptamos la máscara que le corresponde. Lo que se espera proyectar es una imagen de un joven brillante y responsable que *merece* la mejor calificación, a pesar de que no le haya ido bien en los exámenes, ni haya alcanzado a la persona alerta e interesada que se sienta en todas las clases con los ojos fijos dispuesto a concentrarse en la lectura. Asimismo se usan otras máscaras cuando algunos "se niegan a entrar en el juego de la educación"; intentan convencer de que son capaces de entenderlas pero que no tienen interés en esas trivialidades. Y las máscaras pueden cambiar según la relación existente con el profesor. Puede ser diferente también para cada uno de los compañeros. Incluso los estudiantes sobresalientes se esfuerzan por dar la impresión al resto de sus compañeros de que son personas ordinarias que no se preocupan especialmente por el saber y no intentan elevar la curva de las calificaciones sino que, por el contrario, sus máscaras intelectuales tienen demasiados y muy variados intereses como para estar demasiado afanados en lo académico.

Las máscaras que utilizan los amigos de fuera de la escuela son tan numerosas como nuestra combinación de amigos. Un grupo puede querer tener un efecto cínico; otro, una proyección a favor del amor y en contra del mal; mientras que otro, la apariencia tímida e introspectiva.

Usamos diferentes máscaras con los jefes, los compañeros de trabajo y los trabajadores de la empresa, al igual que con cualquier otra persona con la que tratemos, hasta el grado en el que podemos llegar a preguntarnos cuál de estas máscaras representa nuestro verdadero yo.

Si somos honestos debemos admitir que ninguna de ellas lo representa. La verdad es eterna e inmutable, mientras que las máscaras podemos ponerlas o desecharlas conforme a las circunstancias. La verdad no es sinónimo de realidad, esa cualidad o estado del ser que es actual. Bradford Smith lo explica en su libro *Meditation: The Inward Art* como sigue: "Sólo lo que es permanente e inmutable es real. Todo lo demás es irreal, una apariencia, una ilusión." Ya que cambiamos la máscara para cada situación o persona, e incluso usamos varias con un mismo individuo, lo que reflejamos no puede ser la verdad o la realidad y por lo tanto no somos la suma de los disfraces que cambian dependiendo de las circunstancias. Se podría decir que estos rostros que asumimos están tan lejos de la verdad que son manifestaciones hipócritas del ser inmutable y aunque sean manifestaciones inconscientes, siguen siendo hipócritas. Distorsionan, cubren, esconden —a menudo desde el inconsciente— el ser real que no cambia, envejece, descansa ni duerme. Si son necesarios como mecanismos de defensa es porque existe algo palpablemente equivocado en la cultura que los produce. Dentro de poco usted será capaz de prescindir de las máscaras. Al mismo tiempo reconózcalas como lo que son: defensas erigidas por un falso ego para lidiar con una sociedad alienada.

Autoestima

Como ya se dijo, es necesario sentir autoestima. La necesitamos para tener respeto por nosotros mismos y también para la auto conservación. Esta apreciación del ser es la que identificamos como ego, el cual nace como una parte sana, normal y funcional de nosotros mismos. Pero en algún momento de la adolescencia se desarrolla como algo egoísta que hace que algunas personas demanden ser el rey de la montaña o irse de mal humor. Otros entierran su ego y se convierten en el tapete del mundo. Ningún extremo es saludable. Nuestro ego es el responsable de muchos de los conflictos de la vida. Cuando nos hacemos conscientes de que no somos tan maravillosos como nuestro ego insiste en creer y, por lo tanto, no somos capaces de estar a la altura de lo que demanda el mundo, nos encontramos en dificultades. En ese momento es cuando el ego se desinfla y la autoestima decae hasta un grado en que ningún halago, incluso algo magnífico, puede rescatarnos de la desesperación. Claramente debemos encarar la faceta de nuestra personalidad que ocasiona tantos problemas. Es más, ya hemos empezado a trabajar con el ego en los ejercicios de desprendimiento y eso nos ha hecho capaces de identificarlo apartándonos y observando su actuación. La dificultad reside en el hecho de que suele ser difícil separar el ego sano, que podríamos denominar la esencia, del falso, aunque la separación y la observación sean posibles. El falso ego no es el verdadero ser, como sucede con las máscaras. A diferencia del verdadero, el falso ego cambia, descansa y duerme.

El falso ego

El falso ego se "infla" o se "desinfla" según las circunstancias. Los honores ocasionan un incremento de la autoestima, inflando el ego. Las críticas lo pueden desinflar, por lo menos hasta que se sintoniza con la auto censura que edifica un muro de defensa de nuevo. El punto es que el falso ego puede y de hecho cambia, por lo que no se puede considerar verdadero o real.

Asimismo suele descansar. Cuando estamos imbuidos en un libro, una película o algún fenómeno externo similar, el ego se queda tranquilo. La conciencia del "yo" no existe; en cambio, salimos de nosotros mismos y no nos preocupamos más por la relación hacia el objeto de nuestro interés.

El momento más obvio en el que se pierde el falso ego es, no obstante, cuando dormimos. Si hubiera una parte del ser que fuera verdaderamente real deberíamos ser conscientes de ella durante las horas en que estamos inconscientes. Sin embargo, nos dormimos con el ego intacto y despertamos en un periodo de fracciones de segundos o minutos antes de que vuelva a manifestarse o seamos conscientes de él. Durante el sueño soñamos con imágenes, pero incluso entonces el ego es algo separable del ser; o sea, podemos apartarnos y observar cómo actuamos o reaccionamos. En el tiempo de sueño restante, aunque ronquemos, crujamos los dientes, hablemos en voz alta o descansemos tranquilamente, el ego no existe. Somos inconscientes de él de la misma forma que durante un desmayo o cuando estamos bajo la anestesia; nos separamos de él en el momento de desvanecernos y nos reunimos cuando volvemos a la consciencia.

Hipnosis

Otro momento notable en el que cesa de funcionar el ego es cuando una persona está bajo hipnosis. Esta situación debería ser imposible si ha seguido las instrucciones de la meditación con cuidado. La instrucción que comienza con la frase "yo y sólo yo controlaré mi mente..." lo programa a usted para que nadie ni nada pueda controlarlo. De todas formas, los que han presenciado demostraciones de hipnotismo conocerán el poder de la mente. A un sujeto le pueden decir que la punta de un gis es un cigarrillo encendido y le saldrá una ampolla en la piel cuando lo toquen con el mismo. Por el contrario, un cigarrillo encendido puede ponerse sobre la piel y si el sujeto ha sido instruido de que es un trozo de gis, la piel no se levantará ni cambiará de ninguna manera; esto sería imposible si el ego o el "yo" estuviera al mando. Asimismo, el hipnotizador suele instruir al sujeto para que olvide todo lo que sucedió durante el trance hipnótico. Esto también sería imposible si el ego hiciera su deber, y por ello hemos de estar dispuestos a separarnos de él.

La hipnosis no es necesaria nunca. Algunos doctores y dentistas de reputación la usan, por supuesto, para dormir a sus pacientes mientras están bajo el tratamiento. Pero incluso en estos casos no se requiere ya que todo lo que pueden lograr en el estado de relajación se puede obtener una vez que se aprenda a separar el cuerpo, la mente, y más adelante, el verdadero ego del falso. Cuando alcance este punto en su desarrollo podremos discutir los tipos de revisiones corporales que le prevendrán de quemarse cuando se ponga en contacto con altas temperaturas, le permitirán detener el flujo de sangre de las heridas y le protegerán de toda clase de enfermedades. Personas como el norteamericano Jack Schwartz y el indígena Swami Rama (de los que hablaremos en el capítulo 13) demostraron en la Clínica Menninger que todo ser humano inteligente puede lograr el control sobre los procesos físicos. Algunas personas aprenden este control mediante un aparato de retroalimentación, aunque este tipo de máquinas no son necesarias. Una vez que se domestica al falso ego es posible realizar las técnicas fisiológicas para salvaguardar el cuerpo.

En tanto existan estados de existencia en donde el ego pueda "irse de vacaciones" podemos comprobar que es separable y distinto de los aspectos permanentes del ser humano. Por lo tanto, parece ser que tenemos tres cualidades de la psique: el falso ego, que ciega al verdadero ego, las máscaras que solemos llamar personalidad (que proviene de la palabra griega máscara), y la verdadera, eterna e inmutable parte de la persona denominada esencia. Ésta última difiere de su contraparte, la sustancia, en que es inmutable y eterna. Un hombre de setenta años, por ejemplo, se ve diferente de lo que llamamos un adolescente. Sólo su sustancia ha cambiado, pero si se le solicita, expresará que aparte de los achaques y dolores de la sustancia —la carne— no se siente diferente de como se sentía cuando tenía dieciséis años. Aunque esto resulta obvio sólo en largos periodos de tiempo, este sentimiento es universal y natural. Eso que permanece intacto al paso del tiempo o de la edad es lo que debemos encontrar para convertirnos en seres humanos auténticos, esa permanencia: la esencia. Ha trabajado directamente hacia ella desde el comienzo de este curso, mediante el desprendimiento, evitando la negatividad y cambiando los conceptos del tiempo. Ahora está listo para uno de los últimos pasos, la separación del falso ego, o el "yo".

Cómo separar el falso ego

Del mismo modo que el 90 por ciento del vocabulario sensorial se refiere al ojo físico, la mayor parte de las referencias a la personalidad involucran al egoísta "yo". Lo primero indica que la vista es el sentido dominante y lo segundo qué personalidad domina. Sin embargo, cuando logramos reducir al falso ego o "yo" a sus dimensiones propias podemos funcionar en un plano superior. Tal como R.D. Laing explica en *The Politics of Experience*: "La verdadera razón implica, de una manera u otra: la disolución del ego normal, el falso ser que se ajusta de forma competente a la realidad social alienada; el surgimiento de los mediadores arquetípicos internos del poder divino; y, a través de esta muerte, el renacimiento y finalmente el restablecimiento de un nuevo tipo de funcionamiento del ego que sirva a lo divino y no sea su traidor."

Éste es el significado del pasaje bíblico: "Los que encuentren la vida la perderán y los que pierdan la vida por mí la encontrarán." (Mateo 10:39) y "Los que pretendan salvar la vida la perderán y los que pierdan la vida la conservarán." (Lucas 17:33). El antiguo ser, que vive de acuerdo a los dictados del falso ego, debe perderse antes de poder encontrar el verdadero. No hay alternativa. Sea el "yo" un aprendiz psicológico o un injerto cultural, ha de ser extirpado. Cuando esto se realice todas la negatividades que se ligan y persisten en robar nuestra paz descansarán para siempre. La ira, la envidia, la culpa, la auto recriminación, los temores y cualquier ansiedad terminarán. Se transformará mediante su asociación con la esencia. La esencia de usted ya le es familiar, aunque tal vez lo conozca con el término de "Dios", "Espíritu Divino", el "Todopoderoso", la "Bondad Suprema", "la Luz", el "Ser Superior", etcétera. No importa cómo se le llame, su efecto es el mismo siempre: alegría, paz, entendimiento absoluto. Cuando se alcanza la esencia se llega a casa. Se entra en el lugar de origen, el reino de Dios que reside dentro de usted. Nada de lo que logre en la vida es tan importante como encontrar esta esencia, este verdadero y hermoso ser que espera para recompensarle con la paz que da paso a la sabiduría.

El deseo de cambiar

En la meditación buscamos a Dios, nuestra esencia. Sólo dentro de nosotros podemos encontrarlo. No obstante, podemos ayudarnos durante los momentos conscientes dándonos cuenta de nuestra conducta y tendiéndole trampas a nuestro falso ego. Antes de empezar debemos tener una firme voluntad de cambiar; debemos estar tan desilusionados por nuestras condiciones que podemos arriesgarlo todo en busca de algo mejor. Debemos estar preparados para abandonar todos los sentimientos y actitudes ilusorias que abrigamos. Este juego no va con los tímidos. Cuanto mayor sea el deseo, mayor será el cambio. Con este ansia estamos listos para eliminar el falso ego. Lo lograremos combinando los ejercicios de desprendimiento con la técnica de radar que usamos para aislar las negatividades: se revisa constantemente el progreso cuatro veces al día.

Durante las horas de vigilia, obsérvese. En la mañana se revisan por primera vez los pensamientos, emociones, ensoñaciones y vocabulario, ya que éstos proporcionan claves importantes para eliminar el falso ego. Si es necesario lleve un recuento en tarjetas. Revise sus pensamientos. Dése cuenta de que no son usted, su esencia. Revise sus emociones: no son usted. Revise sus deseos: no son usted. Como tampoco lo son sus ensoñaciones ni, tal vez, su modo de hablar actual. Su vocabulario es quizás lo más importante que tiene que revisar ya que las palabras que usa revelan sus pensamientos más escondidos.

Hay muchísimas personas afligidas del mal de la "mi-opía" verbal y otras formas dañinas de citarse a sí mismos. Hacen diálogos interminables acerca de "mis ideas", "mis triunfos", "mi apetito". Es tan grande su miopía que tan sólo alcanzan a ver la punta de sus narices. Hacen parecer que están pensando y haciendo planes sólo para sí mismos ya que se les suele oír hablar de "mi coche", "mi casa", "mi dinero", cuando esas posesiones son obviamente de la familia en lugar de estrictamente personales. La "mi-opía" es una enfermedad espantosa que impide hacer contacto con la verdadera esencia.

Superación del egocentrismo

Si usted está más o menos libre de la "mi-opía", revise cuántas veces se cita a sí mismo. Esta enfermedad no es muy obvia aunque alcanza proporciones epidémicas en algunos círculos sociales. Puede examinarse escuchándose a sí mismo. ¿Qué tan a menudo utiliza la palabra "yo"?, ¿constantemente?, ¿ocasionalmente?, ¿de vez en cuando? Si la utiliza muy a menudo está aquejado de miopía y egocentrismo y debe volver a centrarse poniendo más interés en el resto de la humanidad. El estadio de desarrollo en el que usted tan sólo usted quedó atrás. Lo que es bueno para usted *todavía* sigue siendo bueno para su mundo, pero ahora debe adoptar un punto de vista más amplio y exhaustivo del Universo. Debe aprender a verlo en perspectiva, o sea, percibir toda la panorámica en vez de un primer plano de usted. Si ha seguido las instrucciones, estará más que listo para llevar a cabo este paso.

Hay ciertas preguntas que pueden ayudarlo a identificar sus

problemas. A medida que avance el día pregúntese a quién afecta cada uno de los incidentes: ¿es a su falso ego? ¿Estos incidentes serán importantes dentro de cinco días, cinco meses, cinco años? ¿Hieren su sentido del orgullo? ¿Amenazan su prestigio? Si la respuesta a estas o parecidas cuestiones es afirmativa, es su ego, el "gran yo", el que está al mando. Su esencia no necesita nada en forma de orgullo, prestigio, finanzas; está más allá del tiempo y no cambia, ni envejece, ni descansa ni duerme. En cualquier caso su esencia le proporciona todo lo bueno que usted pudiera imaginarse ahora y en el futuro. Es su único benefactor, y ninguna circunstancia ni ningún individuo puede quitarle lo bueno una vez que comience a prestar atención y a estar sintonizado con su esencia. Todo lo que suceda será para su propio bien. Todas las personas que conozca le servirán de ayuda o desaparecerán de su vida.

El paso final hacia la sintonización consciente es dedicarse a Dios: rendir la falsa voluntad que está movida por el falso ego y volverse un canal de la luz. Reafirme este rendimiento en todas las meditaciones y manténgase alerta ante el enemigo (el "yo") durante una semana, a fin de que pueda acelerar el proceso.

La rendición

Tal vez no esté preparado para este último paso; si es así no intente forzarlo. Cuando llegue el momento adecuado lo sabrá enseguida. Una rendición de esta categoría no es fácil para nadie. Todas las fibras del ser luchan contra ella. Tanto en el estado de meditación como en el estado consciente el cuerpo, la mente, los deseos, las emociones, los recuerdos y la misma voluntad de vivir se unirán en la batalla, con lo que la mente insistirá en que es la pérdida de la identidad. Desde luego que lo es, pero es la pérdida de una falsa identidad. La rendición es la entrega de la vida para encontrar otra vida, tal como Mateo y Lucas nos recuerdan en el evangelio.

Cualquiera que sea su decisión acerca de la rendición, revise su progreso cuatro veces al día. Empiece al despertar. Antes de abrir los ojos por completo o salir de la cama piense en su periodo de sueño. ¿Qué soñó? Recuerde sus sueños con todo el detalle posible ya que ellos le van a revelar mensajes muy significativos acerca de su esencia, que permanece al mando mientras duerme su ego. Haga un hábito el recordar sus sueños inmediatamente después de despertar pues de otro modo tal vez le eludan. Ponga una atención especial en los símbolos que forman parte de sus sueños; estos símbolos le darán los mensajes más significativos. En esta etapa tenga cuidado de no tomar literalmente los sueños. Un sueño acerca de la muerte no significa que se vaya a morir, por ejemplo. Diremos mucho más acerca de los sueños y de sus símbolos en los siguientes capítulos, pero si empieza ahora a recordarlos estará listo para las últimas etapas de su desarrollo psíquico e integridad espiritual. Si no recuerda ningún sueño dígase a sí mismo que al día siguiente si se acordará. Insistimos, el deseo es muy importante. Todo el mundo sueña. Y todo el mundo, si se programa para hacerlo, puede recordar su contenido.

Revisiones diarias

Su segundo examen de radar debe ser al mediodía. Revise la mañana que pasó y concluya si tuvo éxito en eliminar el falso ego. Si no es así, perdónese y sepa que va a mejorar. Haga su tercer examen antes de salir de la escuela o el lugar de trabajo. Piense en la tarde y determine si está profundamente interesado en los demás y en lo que trasmitió en la segunda mitad del día en vez de pensar en cómo reaccionó o en cómo esto o aquello benefició al falso ego. Haga su último examen antes de quedarse dormido y perdónese todas las transgresiones que cometieron los demás o su falso ego, ya que no tienen importancia para su esencia. Instruya a su esencia para que le ayude revelando sus necesidades a través de los sueños y tenga la seguridad de que recordará sus revelaciones. Una vez que encuentre su esencia, las demás instrucciones serán superfluas. Poseerá la alegría, la certeza, la paz que sobrepasa a la inteligencia. Todo lo que necesita espiritual, mental o materialmente vendrá automáticamente para que su desarrollo sea completo. Las recompensas superarán con mucho el esfuerzo requerido para obtenerlas. Sea persistente.

Las instrucciones de meditación para esta semana se han diseñado para ayudarlo a encontrar su esencia. Empiece con la meditación básica, diga su oración y después busque el silencio. Vacíe su mente de cualquier pensamiento y concéntrese en el vacío. Después pregúntese: "¿Quién soy yo?, ¿quién es el verdadero ser que existe en mí?" Escuche la respuesta. Ponga toda su atención al escuchar.

Si oye sólo el eco del silencio espere unos minutos y repita la pregunta. Por encima de todo permanezca en calma y esperando. Lo que suele suceder es que a la gente le entra el pánico cuando alcanzan lo que *creen* que es el centro de sí mismos y *parece* que no hay nadie en casa. Probablemente, a la misma gente le entró el pánico antes, cuando se aislaron por primera vez de las emociones y sintieron que se hundían en el vacío al haber extraído su volátil contenido. Esta experiencia no tiene por qué sucederle. Su esencia está ahí esperando, pero necesita estar segura de que usted es sincero. Sea paciente y persevere en su esfuerzo y la encontrará dentro de sí mismo, como le pasó a Jacob con su ángel.

De hecho, la historia de Jacob y el ángel es el primer relato de un hombre en busca de su esencia. Jacob, como se puede leer en el Génesis 32:24-30 estaba pasando la noche solo junto a un río "y allí un hombre luchó a brazo partido con él hasta que se hizo de día". Su oponente tocó la articulación del muslo de Jacob y la descoyuntó mientras luchaban; después le pidió que le soltara ya que estaba a punto de amanecer. Jacob se negó hasta que su oponente le bendijo y entonces "Jacob llamó al lugar Penuel pues se dijo: he visto a Dios cara a cara y he quedado con vida."

Encontrar su esencia

Sin embargo, antes de que él llegara a esta conclusión acerca de la identidad de su oponente, Jacob le preguntó, tal como usted va a hacer en el primer encuentro con su esencia. Algunas personas creerán que al recibir una respuesta a la pregunta de "¿quién soy yo?" su mente les está jugando una treta. Cuando llegue la respuesta cerciórese de que proviene de su esencia. Podrá encontrarla difícil de creer al principio e incluso puede llegar a preguntarse si habría algún daño en la respuesta, pero descuide: si usted trabaja en la luz y ha seguido las instrucciones —como buscar resultados positivos y no intentar cambiar la vida o las circunstancias de los demás— no tiene nada que temer. Su esencia es bondad pura y lo percibirá tan fácilmente como hizo Jacob.

Si experimenta pánico o duda antes de alcanzar su meta, sea paciente y continúe su esfuerzo. La alegría que le sobrevendrá vale la pena.

Pregunte a su esencia en cada meditación desde ahora en adelante y continúe preguntando hasta que esté absolutamente seguro de que ha alcanzado el ser interior, el Dios que estaba dentro de Jacob y que está dentro de cada uno de nosotros. Después pida también que le ayude durante las horas de vigilia para sobreponerse a su falso ego ya que no hay nadie más digno de lástima que la persona que en su búsqueda logra alcanzar este punto y se impresiona tanto con lo que ha conseguido que se embarca en un increíble viaje del ego. Pasa demasiado a menudo —y con justa razón ya que al encontrar nuestra esencia desplegamos el poder y el conocimiento del Universo. Comprendemos que esa esencia *es* Dios —o el más alto poder al que hacemos responsable del orden del Universo— y que está ahí, dentro de nosotros, tal como existe en todo lugar de este mundo. Esta revelación es algo tremendo; pero, a menos que acepte que *no* es el ser humano el que debe recibir el honor y la gloria, sino el poder eterno, se otorgará un crédito personal que nadie se merece. Surgirá de este encuentro con la esencia con mayor seguridad, con la apreciación profunda de haberse elevado al rango de inmortal y con la humildad que nos llega al saber que somos el último de los mortales.

San Pablo previene: "Aunque hablara las lenguas de los hombres y la de los ángeles, si no tengo caridad, soy *como* el sonido estruendoso del metal, o el tintineo de los platillos" (1 Cor. 13:1). El individuo centrado podría muy bien sustituir humildad por caridad, ya que sin la humildad se pierde el rumbo.

Pensando en esta precaución estará listo para acercarse a su esencia. Podría ayudarle la siguiente afirmación:

El ser que está en mi interior es un residente permanente. Las emociones son visitantes pasajeros. Los pensamientos son invitados temporales. Las impresiones corporales son transitorias. Cuando todos se van sólo el ser eterno permanece: constante, puro, divino, el todopoderoso Espíritu Sagrado que está dentro de mí. YO SOY QUIEN SOY.

12

La energía psíquica

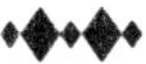

Al hacerse consciente del YO SOY surgen cuestiones inevitables. Si todo el mundo posee esa esencia todopoderosa, ¿por qué hay personas más grandes que otras? ¿Cuál es la diferencia entre los individuos que alcanzan poder y fama y las personas con su correspondiente talento y preparación que permanecen ocultas? ¿Se pueden aislar tales diferencias? Aparentemente sí se puede ya que las podemos percibir. Vemos que la gente que tiene éxito exhibe invariablemente una personalidad, carácter o rasgos mentales que los destacan de los demás. Puede que sean más energéticos, tal vez posean carisma, quizás sean capaces de sacar de un cúmulo de información soluciones viables a los problemas. Sin embargo se manifiesta alguna cualidad, mayor que la del promedio que en ocasiones parece hasta una exageración.

Los fenómenos más obvios son los que llamamos energía física. Los atletas notables destacan por su energía física, pero toda persona prominente parece tener más de la normal. La energía emocional es otro tipo que se manifiesta en pintores, escultores y en estrellas de la televisión, el cine, la radio o la música. La energía mental es la tercera forma y sus poseedores parecen infinitamente más inteligentes que las personas promedio. Pero, a veces, la actividad física, emocional y mental está dentro del rango "normal" y el único rasgo que distingue a la persona es su apariencia o lo que se denomina carisma. Cualquiera que sea el factor de excelencia forma parte del gran fenómeno llamado energía psíquica. Ella es la fuente vital y magnética inherente a todo ser vivo, aunque es más notable en la especie humana. Todo el mundo la tiene, aunque algunos gozan de gran abundancia de ella.

Alcanza su grado máximo cuando se goza de buena salud o se está emocionado por alguna nueva empresa; en esos instantes se experimenta la energía psíquica de primera mano y se agradece su presencia diciendo que se está lleno de energía. Se disipa al preocuparse por el pasado, con ansiedad acerca del presente o temiendo al futuro. Se desperdicia perdiendo el tiempo en hábitos nerviosos o dejando que la absorban los saboteadores de energía. En las lecciones anteriores ha aprendido a no reducir la propia energía y a evitar que los demás lo hagan, pero ahora vamos a aprender a edificarla, almacenarla y expandirla gracias a una labor consciente.

La energía psíquica

Ya conoce las técnicas básicas. Usted absorbe energía deliberadamente cuando se sienta en la luz y la inhala con cada respiración y después expande la luz hasta 2.10 m de su cuerpo. La luz es *energía psíquica*. Cuando salga de sus meditaciones sentirá el vigor procedente de la fabricación y almacenamiento de un suplemento de energía psíquica. Cuando observe su propia aura o la de otras personas estará viendo la prueba visible de la misma.

Es difícil obtener evidencia científica de la energía psíquica. Hasta la fecha no ha podido medirse cuantitativamente, aunque los Kirlian han fotografiado manifestaciones del aura y se ha detectado su presencia mediante la telepatía, la clarividencia y otros exámenes de PES dirigidos y controlados en experimentos de laboratorio. No obstante, la prueba científica no es condición privativa de su existencia. Tan sólo se necesita vivir la lectura o pintura del aura de alguien como Rick Pfarschner, de Toronto, que utiliza su visión psíquica para decir a los sujetos cosas de su pasado, sus pensamientos y aspiraciones más íntimas y su posible futuro, para convencerse de su autenticidad. Recuérdese cómo un número incontable de personas estaban convencidas de que los sonidos se podían trasmitir a través del éter por lo menos un siglo antes de la invención de la radio y la televisión. La luz y el sonido, presentes desde el principio de los tiempos, tuvieron que esperar las diferentes etapas de la historia de la humanidad hasta que los seres humanos descubrieron los principios que los capacitaron para usar esas fuerzas naturales. La energía psíquica puede utilizarse inmediatamente, aunque las leyes que la gobiernan no son comprendidas ni tienen explicación para la ciencia.

La prueba de haberla encontrado

Algo más que las leyes básicas de la energía psíquica permanece desconocido. Se ha ignorado este fenómeno personal debido a la era tecnológica en la que vivimos actualmente y tampoco se ha hecho ningún intento de aprender cómo se genera esta energía y/o qué órganos del cuerpo contribuyen a su producción. Es más, la misma etiqueta de "energía psíquica" la coloca más allá de la investigación seria y suele usarse en sentido peyorativo. Lo que es "psíquico" es "raro" y "sin sentido". Afortunadamente esta actitud está cambiando. Ha llegado el momento de la parapsicología. La Asociación Americana de Ciencias la aprobó como ciencia fidedigna al aceptar como miembro al presidente Douglas Dean dentro de la Asociación de Parapsicología en 1969, por lo que es probable que no pasen demasiados años sin que tengamos una prueba tangible de la energía psíquica y del órgano físico que la fabrica. Hasta entonces tendremos que confiar en la cultura oriental para poder usar sus términos y explicaciones.

Los chinos llaman a esta fuerza *chi*, los yoguis *prana* y los practicantes del arte marcial aikido la llaman *ki*. Después del yoga comprendimos el concepto de los siete centros por los que pasa el prana (energía). Se conocen como chakras.

En *Meditation—Gateway to Light*, Elsie Sechrist identifica esos centros de energía como "las gónadas; las lyden (células de Leydig); las glándulas adrenales, del timo, tiroides y paratiroides, pineal y pituitaria" y añade que "la aplicación correcta de la energía las ilumina transformando al individuo en una luz para el mundo".

Los chakras

Los chakras, relacionados con la química corporal, se ven afectados por la asimilación de las energías, que primero llenan las gónadas y ascienden luego hasta la glándula pineal, tal como afirman tanto los orientales como los psíquicos. Es más, se ha proclamado que la espina dorsal sirve como canal y puede estar relacionada con el símbolo del caduceo. (Véase el diagrama de la página siguiente.) La columna representa el cuerpo, las serpientes del caduceo representan la mente y el espíritu que comienzan abajo y llegan hasta arriba en donde el tercer ojo espera a ser iluminado por la combinación de los tres. Otra explicación posible es que la energía es similar a una serpiente que se mueve desde la base de la espina y zigzaguea hacia arriba. Este concepto se denomina kundalini.

Los científicos permanecen escépticos ante tales conceptos. No han podido localizar la glándula lyden y los que están inclinados a creer que podría existir admiten, por lo general, que no se puede distinguir. Pero los científicos han estado equivocados antes. Durante generaciones consideraron que el átomo era la partícula más pequeña de la materia, mientras que un psíquico tan antiguo como Leibniz, en el siglo XVII, se refirió a partículas más pequeñas que el átomo, que él llamó *mónadas*. Los científicos de la antigüedad también erraron en cuanto a las glándulas del timo y la pineal, las que pensaban que eran vestigios de otras glándulas que ya no eran necesarias para el organismo. En la actualidad los científicos recono-

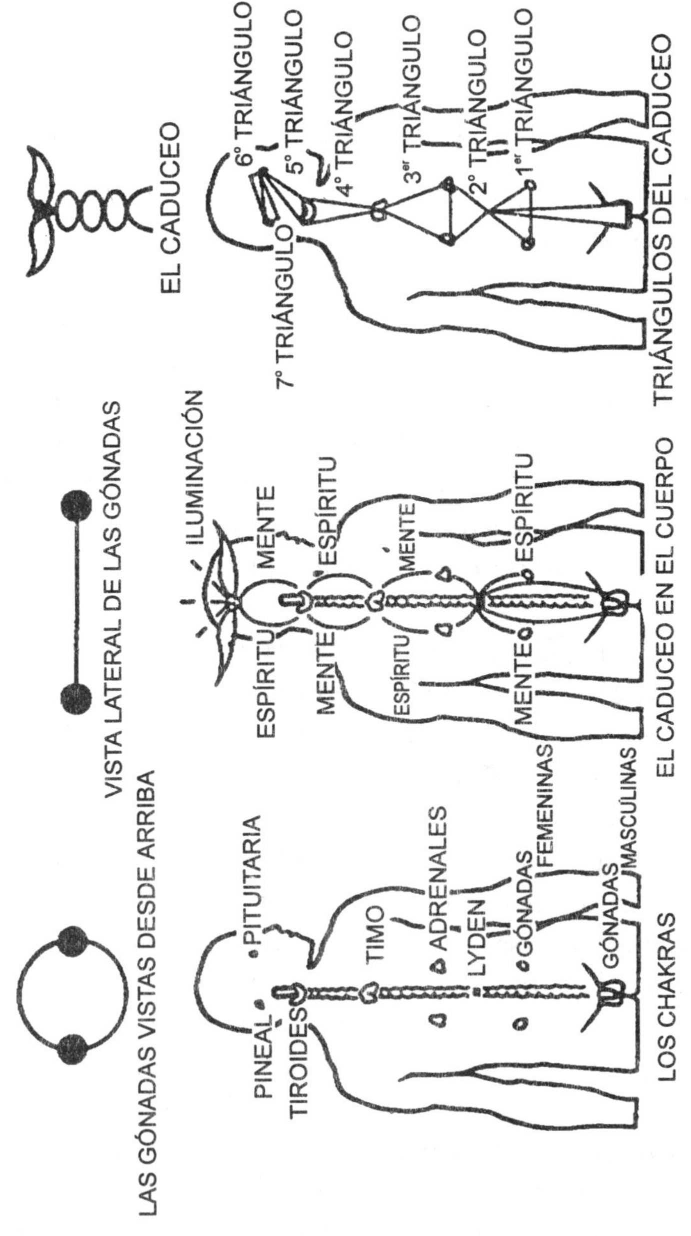
EL CADUCEO
6° TRIÁNGULO
5° TRIÁNGULO
4° TRIÁNGULO
3er TRIÁNGULO
2° TRIÁNGULO
1er TRIÁNGULO
7° TRIÁNGULO
TRIÁNGULOS DEL CADUCEO
VISTA LATERAL DE LAS GÓNADAS
LAS GÓNADAS VISTAS DESDE ARRIBA
ILUMINACIÓN
MENTE
ESPÍRITU
ESPÍRITU
MENTE
MENTE
ESPÍRITU
ESPÍRITU
MENTE
ESPÍRITU
MENTE
EL CADUCEO EN EL CUERPO
PITUITARIA
TIMO
ADRENALES
LYDEN
GÓNADAS
FEMENINAS
GÓNADAS
MASCULINAS
PINEAL
TIROIDES
LOS CHAKRAS

cen que estos órganos tienen un propósito e identifican la pituitaria como la glándula principal, aunque los psíquicos están intrigados con la pineal y la asocian con el tercer ojo, que es la base física de la visión psíquica.

Las glándulas

Por tanto, lo que la medicina nos enseña en la actualidad es que las gónadas, las adrenales, la tiroides y la pituitaria son glándulas puramente endocrinas, o glándulas no dúctiles, que segregan hormonas que regulan el crecimiento, la función y el desarrollo de ciertos tejidos además de ayudar a la regulación del metabolismo corporal. Si las hormonas se ven afectadas por los estados mentales, así como por otros factores como la dieta y el clima, es porque existe una conexión entre la actitud y los sentimientos y las operaciones corporales, por lo que aun en términos científicos existe más relación entre los chakras y el conocimiento médico que lo que se reconoce usualmente.

Sin embargo, la falta de pruebas médicas no debe impedir que abordemos el tema. Según la tradición, la asimilación de energía comienza en los órganos reproductores, las gónadas, que son responsables de la actividad física. Por ello irradiamos con luz primero el pie y llenamos la extremidades inferiores antes de elevar el nivel de luz a las partes superiores, las cuales debemos alcanzar. Si toda la energía psíquica permanece en las gónadas el individuo se torna demasiado preocupado por el sexo. Cuando se eleva la energía a la glándula lyden se purifican los impulsos sexuales y las vibraciones energéticas se preparan para una mayor elevación. De todos modos, la lyden se localiza en la región inferior del cuerpo y responde a las emociones, sobre todo a las de tipo negativo. El individuo debe desear elevar aún más el prana, hasta las adrenales, en donde pueda hacer una elección entre sucumbir a las emociones o purificar el ser para que la fuerza vital pueda ascender a la región del timo, en donde tiene lugar el verdadero equilibrio entre las glándulas inferiores y superiores. El individuo debe elevar el prana hasta la tiroides en donde reside la creatividad; nuevamente elevarlo hasta la pituitaria, la famosa puerta a la iluminación; y, finalmente, atravesar la glándula pineal, en donde se encuentra la plenitud espiritual y psíquica.

Según Severin Peterson, en su libro *A Catalog of the Ways People Grow*, los devotos del yoga kundalini creen que "uno por uno, los centros psíquicos, o *chakras*, del cuerpo se ponen en funcionamiento mientras la Diosa [kundalini] despierta... en la base de la espina dorsal, y asciende, *chakra* por *chakra* hasta encontrar su *shakta*, el Señor Shiva, que se sienta en su trono en el séptimo *chakra*, en el pericarpio del Loto de Miles de Pétalos... en el centro del cerebro. Entonces, de la unión mística del *shakta* y el *shakti* nace la iluminación..." El shakta y el shakti son las dos serpientes, la energía masculina y femenina, las cuales trataremos más adelante.

El kundalini

Algunas personas describen el kundalini como una serpiente que se halla enroscada en la base de la espina. Se dice que el kundalini asciende una vez que se empiezan a abrir la energía psíquica y los chakras a partir de las gónadas y hacia arriba. No obstante, existe un peligro real al activar los chakras en este orden, y nos referimos a la teoría del kundalini sólo porque es el método más claro para describir lo que sucede. Cuando la serpiente asciende a través de los chakras el cuerpo se reanima y cada pulgada del mismo parece vibrar con su fuerza. El impacto es tal que puede dar como resultado una apertura parcial de los chakras o un ascenso incompleto que podría dejar estancada la energía en la mitad inferior del torso. Entonces, rige la energía corporal y los que lo han experimentado han sido víctimas de un terrible apetito físico. Además, los individuos, de diversos talentos, que la usan con propósitos equivocados, sufren de conexiones imperfectas entre los chakras, o bloqueos del flujo del kundalini que distraen su energía. La serpiente debe completar su pasaje en cada ocasión a fin de que el cuerpo se sintonice con las esferas o chakras más altos y la persona se pueda beneficiar a sí misma y a su especie. Esto es tan difícil de realizar que hemos ideado un método mejor y más seguro con el que se consiguen los mismos resultados: la apertura del tercer ojo y, con él, del Universo.

Cómo abrir el tercer ojo

Sin duda usted ya ha experimentado una manifestación parcial del tercer ojo. Durante sus meditaciones, cuando se sienta con los ojos cerrados, con frecuencia habrá visto luces relampagueantes, rostros o escenas. Las luces son imágenes que se desarrollan con demasiada rapidez en su pantalla mental. Si desea verlas con claridad instruya a su subconsciente para que aminore el paso de la cinta y lo cumplirá. Los rostros que aparecen son el mismo tipo de imágenes hipnogógicas o hipnopómpicas que tienen lugar cuando se está quedando dormido o se está despertando y no tienen la menor importancia.

Para las personas a las que no le son familiares los términos, las *hipnogógicas* son aquellas imágenes de rostros, paisajes o luces que se cruzan por la mente en cuestión de segundos antes de quedarse dormido. Las imágenes *hipnopómpicas* son similares pero ocurren entre el sueño y el despertar.

Durante la meditación tal vez haya atribuido esas visiones a su imaginación o a unos párpados no cerrados del todo, pero, si se venda los ojos de manera que no pueda penetrar ni la más mínima luz, seguirá observando imágenes iluminadas, ya que la visión no está restringida a la vista física. En realidad, los ojos físicos no ven realmente, son simples aparatos mediante los cuales se realiza un proceso psicomotor. La visión verdadera es una función de la mente. Por eso el tercer ojo puede disfrutar de la visión y de la vista aunque los ojos físicos estuvieran cosidos, y por eso la mente puede elaborar imágenes de escenas del pasado o del futuro o deleitarse con placeres imaginarios y, por lo mismo, los ciegos pueden aprender a ver el aura.

El control de la energía es lo que distingue a las personas completas o sintetizadas. Al activar adecuadamente los chakras y al elevar la conciencia el individuo combina todos los elementos del ser y, en el proceso, emplea cada uno de los principales símbolos reconocidos por nuestros antepasados.

Desde los egipcios y los babilonio-asirios, en los albores de la civilización occidental, el arte y la literatura han hecho hincapié en la importancia de los círculos, los triángulos y los cuadrados. Éstos, junto con el símbolo del caduceo y el arquetipo de la catabase, están enraizados en la psique (una palabra que se utiliza para describir la interacción entre el consciente y el inconsciente). Cada símbolo juega un papel en la construcción de la energía psíquica.

El movimiento inicial es la catabase, que va hacia abajo. Se debe reconocer la importancia del descenso hasta el ser y estar dispuesto a perseverar hasta que haya finalizado su viaje descendente hacia la esencia. Antes de eso, sin embargo, la persona debe familiarizarse con la buena y alta vibración llamada energía psíquica.

Cómo sentir los efectos

Como se ha dicho, los ejercicios con la luz son realmente ejercicios de energía psíquica, y sólo ahora estamos preparados para sentir y ver sus efectos. Para hacerlo cierre los ojos y baje al nivel alfa. Use la respiración para absorber energía, acercándola a su cuerpo cuando inhale y dejando salir cualquier tensión, dolor o malestar cuando exhale. Absorberá energía a través de todos los poros del cuerpo, pero será particularmente notable en el rostro y las manos más que en ninguna otra parte. La ropa no impide la absorción aunque puede impedir que perciba la energía inmediatamente. Respire con lentitud y ponga atención a la parte de la piel que esté descubierta. Puede sentirla tiesa o con cosquilleo, más fría o más caliente, pero cualquiera que sea su sensación indicará que está absorbiendo energía psíquica. Cuando haya trabajado lo suficiente con ella como para reconocer su presencia, estará listo para utilizarla con la finalidad de restaurar su energía cuando flaquee o se sienta fatigado, o para construir mucha en preparación para un extenso periodo de trabajo o de juego.

Joseph Weed ha desarrollado algunos ejercicios básicos con este propósito, descritos en su libro *Wisdom of the Mystic Masters* como sigue:

1. Siéntese frente a una ventana abierta, en el exterior de su casa o en cualquier sitio en donde pueda respirar aire fresco y limpio.
2. Separe los pies y estire los brazos horizontalmente hacia los costados.
3. Respire mientras cuenta hasta cinco.
4. Exhale contando hasta diez. Cerciórese de contar al mismo ritmo tanto hacia dentro como hacia afuera.
5. Repita este ciclo de respiración diez veces.
6. Este ejercicio también puede realizarse con casi el mismo beneficio estando sentado derecho en una silla o caminando al aire libre.

Weed recomienda hacerlo por lo menos una vez al día, de preferencia dos o tres veces cada día, y después de un mes sustituirlo por esta técnica más sofisticada:

1. Siéntese confortablemente en una silla. Mantenga la espalda erguida y la cabeza derecha. Cruce los pies por los tobillos, no cruce las rodillas y manténgalos en contacto entre sí. Una las manos sobre el regazo o, si lo prefiere, sobre el pecho, como si estuviera rezando.
2. Respire profundamente por la nariz y cuente rítmicamente mientras lo hace. La inhalación debe cubrir el periodo de ocho cuentas. Vaya a ese ritmo, exactamente.
3. Luego, sostenga la respiración en los pulmones durante doce cuentas exactas. No las acelere ni las aminore. Cuente rítmicamente.
4. Suelte el aire por la nariz. Haga que dure diez cuentas. Con un poco de práctica resulta fácil y al cabo de un rato la cuenta se hace tan natural que no tendrá que pensarlo. Cuando exhale, dirija conscientemente el flujo de salida de aire hacia el lugar donde comienza el pasaje nasal desde la garganta. Esto es más o menos

en la raíz del paladar. Sienta el aire cuando pasa por este sensible lugar y acompañe el flujo de aire con una sencilla vibración audible como un ronroneo o un zumbido de mosca. Continúe haciendo esto conscientemente mientras el aire fluye de salida.

5. Repita lo anterior cinco veces.

Cuando acumula energía de este modo purifica las partes de su cuerpo denominadas chakras. Asegúrese siempre de que sus intenciones sean buenas y que haya eliminado todas las negatividades antes de comenzar porque se está abriendo y desea que los espacios vacíos se llenen de energía positiva. No se preocupe de si obtiene algo más que su parte de energía. Todo lo que existe la posee y existe un enorme abastecimiento, por lo que cuanto más la absorbe y la utilice, más conseguirá. La naturaleza no soporta el vacío. Todo lo que gaste será reemplazado enseguida. Practique el entregarla a otras personas. Déjela fluir en su organismo a través de todos los poros cuando inhale, extrayéndola de las fuentes mencionadas en el capítulo 4. Después exhale y déjela salir de su plexo solar hacia personas o animales de su cercanía.

Advertencia

A continuación se describe un método más específico de obtener energía. No obstante, antes de empezar, debemos advertirle sobre el uso irresponsable de los ejercicios de respiración, que puede ocasionar un daño incalculable. Lo que se describe a continuación es la acción de los chakras, en secuencia, pero no se trata de un ejercicio. Es más bien una explicación de la manera en que los chakras funcionan cuando se abren por completo. Una vez que comprenda esta operación podremos proceder a un método más efectivo y seguro para la iluminación de los chakras. Intentar abrirlos en secuencia desde las gónadas hasta la glándula pituitaria-pineal es demasiado peligroso para una persona que no haya pasado años perfeccionando la técnica ya que puede inflamar los chakras inferiores y transformar a la persona en un glotón sexual. Sin embargo, el procedimiento

siguiente a la explicación elimina los riesgos y permite que el individuo abra los chakras para conseguir la integración.

La espina dorsal es la vara central del caduceo. Literal y figurada-
mente, la espina, o la vara, es el cuerpo. Los otros elementos del
caduceo, las serpientes entrelazadas, son la mente y el espíritu pero,
en lugar de ser una sola serpiente, el kundalini, son dos, separadas,
que se entrelazan mientras ascienden a través de las glándulas. La
vara y las dos serpientes conforman el símbolo de la curación, un
símbolo utilizado en diversas ramas de la medicina. En el cuerpo
humano el caduceo del cuerpo, la mente y el espíritu realiza la misma
función: la curación mediante la unificación.

Paso a paso, los patrones significativos descritos por los chakras y
el kundalini son circulares y triangulares.

Cada chakra, totalmente abierto, por sí mismo, es una energía
circular o una rueda, que pueden ver los muy diestros en la visión del
aura. La observación imaginativa de las glándulas emparejadãs, las
gónadas y las adrenales, y las glándulas conjuntadas, el timo y la
tiroides (según el diagrama de la página 179) indicarán el resultado.
Cada parte opera en conjunción con su compañera, por lo que existe
un constante intercambio simpatético circular entre cada pareja. No
obstante, las glándulas individuales: la lyden, la pituitaria y la pineal
también emiten energía en forma de círculo o rueda.

Los patrones de los chakras

Conforme va ascendiendo la energía se van formando triángulos. La
energía está enroscada en el punto inferior, en la base de la espina
dorsal. Luego, cuando la mente y el espíritu empiezan a ascender
pasan separadamente a través de las gónadas, tal como se muestra en
el diagrama. Al alcanzar la lyden hacen intersección y se pueden
visualizar como un triángulo isósceles alto, con la base circular, en los
hombres, o uno más ancho con la base más amplia en las mujeres. En
cada caso el triángulo es vertical.

Entonces las fuerzas cambian de lado, la mente asciende por la adrenal derecha mientras que el espíritu asciende por la izquierda formando un triángulo isósceles invertido con la punta en la lyden y la base en las adrenales.

La mente y el espíritu comienzan su tercer ascenso hasta alcanzar el punto superior del timo formando un tercer triángulo en posición vertical.

Se cruzan en el timo y ascienden hacia los puntos superiores exteriores de la tiroides para formar el cuarto triángulo invertido.

El quinto se extiende desde la base de la tiroides hasta alcanzar la pituitaria.

El ciclo continúa. La pituitaria emite pulsos de energía en forma de abanico dirigidos horizontalmente hacia atrás en la glándula pineal, formando el sexto triángulo. La glándula pineal, que tiene en sí forma de triángulo (a veces se describe con forma de pino), emite similares pulsaciones de energía dirigidas hacia delante a través del canal que se encuentra entre ella y la pituitaria, formando el séptimo y último triángulo. Este intercambio e interbloqueo de pulsaciones proporciona el fragor de energía que ilumina el tercer ojo, la cabeza y, finalmente, todo el cuerpo, cuya iluminación hace la misma función que las alas del símbolo del caduceo.

Pero, repetimos la advertencia, no se debe dar por sentado que se vaya a lograr la iluminación. Lo que se ha descrito es el ciclo completo, descendente a través de la vara del cuerpo y ascendente mediante la mente y el espíritu a través de las glándulas, hasta alcanzar la pituitaria por segunda vez, fusionándose. Cuando el ejercicio es realizado por personas que no están aún listas —se necesitan años de trabajo para llegar a esta etapa de preparación y su procedimiento— puede ocurrir que las gónadas no emitan la energía y el individuo sufra de una exaltación de la sexualidad; o bien que se estanque en las adrenales o en el timo, lo que provocará un exceso de apetito y por consiguiente, un exceso de peso. El éxito parcial es desastroso. Afortunadamente no hay necesidad de correr riesgos. El ejercicio que recomendamos es igual de efectivo y completamente seguro.

El yin y el yang

Además del caduceo, los círculos y los triángulos, los conceptos relacionados con el intercambio de energía son positivo-negativo y masculino-femenino. El *I-Ching* describe estos conceptos mejor: el yang es masculino, brillante, fuerte, positivo y consciente. La fuerza mental es el yang. El yin es femenino, oscuro, débil, negativo e inconsciente. El espíritu de la tríada de cuerpo-mente-espíritu es el yin. No obstante, estos términos no significan que el espíritu sea inferior. El yin y el yang tienen un equilibrio perfecto, cada uno complementa a su opuesto mientras las fuerzas ascienden a través de los chakras y forman un círculo perfecto, el Tao.

Más adelante daremos más información acerca del círculo del yin y el yang, junto con el cuadrado, ya que estamos más interesados ahora en los efectos de la iluminación y en los métodos para lograrla.

La mayoría de nosotros trabajamos persistentemente en los siete centros con la finalidad de abrirlos por completo. El siete, tal como dijimos, es un concepto antiguo y los pasos de los chakras y su color se remontan a la Torre de Babel, en la que se asignó un planeta a cada uno de los siete pisos, los cuales se pintaron del "color" de su planeta respectivo. El primer nivel representaba a Saturno y era negro; el segundo, se consagró a Júpiter y era blanco; el tercero, a Mercurio, de color rojo ladrillo; el cuarto, a Venus, azul; el quinto, a Marte, amarillo; el sexto, a la Luna, gris o plata; y el séptimo, al Sol, dorado; según describe Kurt Seligmann en *Magic, Supernaturalism and Religion*.

Del mismo modo que los antiguos pueblos creían que la nueva alma debía viajar y pasar por todos los planetas asumiendo sus propiedades, así mismo la mente y el cuerpo viajan a través de cada uno de los chakras a fin de alcanzar su pleno potencial. El entendimiento de los colores ha cambiado a través de los siglos y se puede describir el chakra inferior, las gónadas (región de Saturno), como rojo, casi negro; la lyden (la región de Júpiter), como roja anaranjada; las adrenales (Mercurio) como verde; el timo (Venus), amarillo; la garganta (Marte), como azul; la pituitaria (Luna), como plateado; y el chakra de la coronilla o pineal (Sol), como blanco con toques dorados.

Por lo tanto, de acuerdo con nuestros usuales ejercicios de absorción de la luz de arriba, debemos comenzar por el chakra de la corona y completar los siguientes pasos:

1. Siéntese en la luz que brilla sobre usted desde arriba. Vea la luz de un tono blanco brillante, con toques dorados, y deje que ésta recorra su cuerpo hacia abajo como si tuviera una chimenea encima de la cabeza. Mientras absorbe la luz rece una oración en la que se libere de toda negatividad y prometa usar la luz para beneficio de usted y del mundo. Tómese todo el tiempo que necesite para que su glándula pineal quede infundida de la luz brillante.

2. Concéntrese en su frente, en el punto medio entre las cejas en donde se localiza la glándula pituitaria. Permita que la luz, que se ha vuelto de un blanco plateado, irradie el área y llene toda la cabeza. Rece una oración por el despertar espiritual. No apresure el procedimiento, sólo relájese y disfrute de los beneficios.

3. A continuación concéntrese en la garganta en donde se localizan la tiroides y la paratiroides y deje que esas glándulas queden inmersas con una luz azul brillante. Pida en su oración que se haga la voluntad del Poder divino, no la suya. Relájese y permita que la luz azul llene su cabeza hasta la garganta.

   Lo que ha hecho en estos tres primeros pasos es traer a su conciencia el poder supremo de los cielos. Cuando haya acabado esta parte del ejercicio a su satisfacción estará listo para trabajar con los poderes terrenales. Comience con los poderes inferiores, los de la generación, o sea, las gónadas.

4. Concéntrese en sus órganos sexuales y deje que se llenen con una luz de color rojo oscuro. Pida en su oración que su fuerza vital se ilumine tanto como para que pueda usarlo en trabajos creativos que mejoren su vida y le ayuden a iluminar el mundo. Repetimos, no acelere el ejercicio. No se debe forzar ninguno de los chakras.

5. Eleve su punto de concentración hacia la glándula lyden, justo debajo del ombligo y véala bañada por una luz de color naranja. Rece para que su espíritu y su cuerpo se refinen gracias a la luz, para que pueda continuar su trabajo en este mundo con propósitos buenos y positivos y que su cuerpo pueda estar sano a fin de obtener lo necesario para usted.

6. Concéntrese ahora en las glándulas adrenales, que están encima del ombligo y debajo de la caja torácica. Deje que la zona se llene de una luz verde y rece para que sus emociones se purifiquen con la luz y así pueda desear sólo el bien para usted y su mundo y sea capaz de actuar siempre con una actitud positiva.

7. Concéntrese en la glándula del timo, justo detrás y arriba del corazón. Inúndelo con una luz amarilla y pida en su oración que siempre esté usted motivado por el amor a los demás y que siempre trabaje para el bien del Universo.

8. Vuelva a concentrarse en la garganta donde el blanco, el plateado y el azul de los ímpetus celestiales se reunirán con el rojo oscuro, el rojo anaranjado, el verde y el amarillo de las características terrenales para fluir por todo el cuerpo. Relájese y disfrute de la luz mientras circula por todo su organismo, elimine todas la impurezas y llénese de un sentido de bondad y de conocimiento que proviene del ser verdaderamente iluminado. Cuando haya obtenido estos resultados deje que sus sentimientos de amor, paz, comprensión y alegría salgan de su plexo solar hasta todo lo que le rodea en un radio de un kilómetro alrededor de usted.

Concluya con una oración de agradecimiento por su nuevas capacidades.

Un método seguro

Este ejercicio se puede usar tantas veces como desee, aunque se recomienda por lo menos una vez al día, durante la meditación. A diferencia de los métodos orientales que comienzan en las gónadas urgiendo al kundalini a ascender, este método adaptado es perfectamente seguro. La técnica oriental no lo es. C.W. Leadbeater afirma en su excelente libro *The Chakras* que los "peligros conectados" al trabajo con el kundalini "son muy reales y terriblemente serios. Algunos son puramente físicos. Su movimiento incontrolado suele producir un intenso dolor físico y puede rasgar rápidamente los tejidos e incluso destruir la vida. Esto, sin embargo, es la menor de las maldades de que es capaz, ya que puede lograr lesiones permanentes en terrenos superiores al físico." Al traer la luz procedente de una fuente superior desde arriba hacia abajo dentro del cuerpo antes de abordar los chakras inferiores se evitan estos peligros constantes y reales. *Nunca* intente el método del kundalini. Los resultados benéficos no son diferentes de los que ofrece el método seguro que le proporcionamos aquí y los otros resultados provocados por su uso son muy a menudo desastrosos.

La rendición del ser

Otro importante significado de la apertura de los chakras es la rendición del ser a su esencia, o sea, al poder superior que rige el Universo. Aunque ya hemos mencionado esta posibilidad en el capítulo 6, merece que la repitamos. Es imperativo que abandonemos esta vida para encontrar la verdadera vida. Si tuviera oportunidad —como la tiene— ¿no querría saber sin ninguna duda que lo que es bueno para usted le va a suceder?, ¿o que ya no necesita angustiarse o irritarse con las situaciones o las personas porque lo que pase será para su propio bien?, ¿o que no tendrá que preocuparse más por el dinero, la posición, el estatus, ya que todo lo que necesite para su desarrollo sea material, social o espiritual, será suyo? ¿Que está cumpliendo con el destino por el cual ha nacido y por el que vive? Este conocimiento y capacidad pueden ser suyos sin rastro de ansiedad. Obtendrá todavía más si se conduce a sí mismo hasta su esencia, otro modo de decir Dios, que vive dentro de todos los seres humanos en el mundo microcósmico, así como permanece en cada milímetro del macrocosmos. Al hacerlo se convertirá en un canal de su voluntad, un canal limpio que le ayudará a abrir sus chakras y a iluminar su cuerpo y su mundo.

Una rendición semejante no es fácil. Todos nosotros luchamos en contra de la llamada pérdida del ser, temiendo ser privados de la individualidad y convertirnos en nada con la finalidad de volvernos un canal. Esta es la paradoja suprema. Perdemos el mundo para ganarlo. Al ofrecernos como canales asumimos que dejamos el regalo de la libre voluntad en el altar del sacrificio; y, en cambio, descubrimos que somos más individuales que nunca, tan separados y distintos como las estrellas del firmamento o los copos de nieve, fundiéndonos con todo para volvernos una cúpula celestial o una suave cobija que cubre la tierra caliente de los crueles fríos del invierno. Nos percibimos separados de los demás seres humanos, solos en el terreno de la existencia. Pero no estamos separados; por el contrario, lo que observamos son simplemente los picos de una montaña que sobresalen por encima de las nubes. Los picos, igual que las personas, parecen separados e individuales, pero tan sólo hay que mirar cómo se dispersan las nubes para darse cuenta de que las montañas están unidas por la base. Como individuos somos lo mismo. Podemos caminar, hablar y actuar como totalidad, pero somos una parte de una raza colectiva. En el siglo XVII, John Donne lo explicó muy bien en *Devotions*: "Ningún hombre es una isla, un ser entero; cada hombre es una pieza de un continente, parte de lo principal." En cualquier caso, no se pueden describir todas las implicaciones de convertirse en un canal y por tanto obtener la verdadera individualidad. La comprensión viene sólo a través de la experiencia personal. Piense en ofrecerse como canal. Medite sobre ello. NO necesita dar el paso inmediatamente ya que hay mucho que decir acerca del perfil psicológico de la humanidad que podría ayudarle a tomar una decisión con más calma.

Cómo trasmitir la energía psíquica

No obstante, ciertos ejercicios para trasmitir la energía psíquica apoyan la afirmación de Donne. La humanidad está unida. Puede demostrárselo sentándose en un círculo con otras personas que hayan aprendido a edificar su energía y uniendo sus manos. Al unísono inhalen la luz y cuando usted exhale enviará la energía por el brazo derecho hasta la mano y de la mano hasta la mano de la otra persona a su derecha. La persona de su izquierda le trasmitirá energía por la mano izquierda. Cierre los ojos y concéntrese en la sensación y lo sentirá, pero no se desaliente si no nota ninguna diferencia al principio. La energía psíquica es una vibración fina y alta que requiere de algún tiempo para acostumbrarse a ella. Relájese y la sentirá, tal como la sintió en la cara y las manos cuando trabajó solo.

Al cabo de unos cuantos minutos detenga el flujo. Construya su energía personal y almacénela de nuevo y después revierta el prana dirigiéndola a través de su mano izquierda hacia la persona a su izquierda y recibiéndola por la derecha.

Asimismo, sentado en el círculo, desenganche las manos y póngalas sobre las piernas en la posición de meditación acostumbrada. Desarrolle su luz, esta vez trabajando con la luz en lugar de con la energía psíquica directa. Cuando esté completamente lleno de luz, haga el ejercicio de expandirla hasta una distancia de 2.10 m de su cuerpo. Cada persona del círculo hará lo mismo. Entonces, con los ojos cerrados y sin tocar a nadie debe ser capaz de percibir la energía. Relájese y busque el silencio mientras siente las elevadas vibraciones que proceden de las montañas que se reúnen en la tierra.

Antes de comenzar el siguiente capítulo, que explicará cómo usar la energía para ayudarse a sí mismo y a los demás, trabaje mientras tanto su almacén personal hasta que piense que puede aumentarla hasta el punto en el que su cuerpo pareciera estar ardiendo en prana.

13

Reentrenamiento del subconsciente

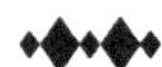

La energía psíquica puede curarle o ayudarle a eliminar los malos hábitos que haya adquirido. Entre los peores hábitos están los que son resultado del condicionamiento cultural. Nos han impedido usar la mente al máximo debido a la sobreexposición a los estímulos sensoriales. Como los demás fuman, aceptamos que fumar es algo natural. Como vivimos en un país rico, comemos demasiado.

Sin embargo, lo que hemos aprendido lo podemos desaprender con la ayuda considerable de la energía psíquica. Comenzaremos por dar nuevas instrucciones a nuestro subconsciente en el orden siguiente. Para una mejor concentración podemos decirle:

1. Creo que sí puedo concentrarme.

2. Hago un hábito de la concentración.

3. Reduzco las distracciones al mínimo cuando me dispongo a estudiar o a leer.

4. Tengo una mente excelente. Escucho bien y estoy interesado en todos y en todo. (Visualícese poseyendo estos atributos.)

5. Me concentro y por lo tanto tengo éxito en mis propósitos. (Visualícese con éxito.)

Al cabo de unas cuantas meditaciones, reduzca estos pasos a uno, la simple visualización de la concentración y el logro de sus metas.
Para dejar de fumar utilice o adapte este programa:

1. Fumar va en detrimento de mi salud.

2. Fumar es caro, se trata literalmente de quemar el dinero.

3. No necesito este hábito dañino y caro.

4. No me engaño a mí mismo dejando de fumar.

5. Estoy libre de ese hábito y el deseo de fumar.

6. Fumaba porque estaba tenso. La tensión incrementaba mi deseo de fumar otro cigarrillo y el cigarrillo no aliviaba mi tensión.

7. Necesitar cigarrillos ocasiona más tensión, de la cual yo estoy liberado.

8. Agradezco a mi subconsciente el haber eliminado este hábito caro y perjudicial.

En realidad no necesita ningún programa largo. Simplemente visualícese libre del hábito y con esto será suficiente, aunque muchos de nosotros nos sentimos más seguros cuando utilizamos la energía en los malos hábitos de siempre. Use las palabras que mejor le parezcan y no dude en cambiar las expresiones de cualquier programa conforme a sus necesidades personales.

Perder peso

La obesidad es una enfermedad crónica de los países ricos. Pero, como no es saludable ni atractiva, la mayoría de las personas obesas buscan la manera de reducir su peso. No obstante, antes de diseñar un programa para el subconsciente, considere estas sugerencias:

◆ Tome una decisión definitiva acerca de su peso. Decida que PUEDE PERDER PESO, cómo quiere verse, cuánto desea pesar y comience. NO planee comenzar mañana o a la semana siguiente —HÁGALO AHORA—, en este instante. El único momento del que dispone es AHORA.

◆ Si no ha pasado recientemente por ningún examen médico visite a su doctor y siga la dieta que le recomiende. Pero no posponga el comienzo.

◆ Haga una lista de las razones por las que desea reducir peso.

◆ Analice sus hábitos de comida. Descubra *cuándo* y *por qué* come más de lo normal y planee estar lejos de la comida durante las horas vulnerables o, si acaso, estar demasiado ocupado para pensar en comer.

◆ Haga una lista de los alimentos que puede comer en su dieta. Memorícela.

◆ Cada mañana, decida lo que va a comer ese día y pésese.

◆ Lleve un recuento de los manjares que saborea durante el día.

◆ Escriba unas instrucciones breves y sencillas para el ejercicio de renovación. Un ejemplo de ejercicio para la renovación que puede utilizar durante la meditación podría ser:

1. Mi subconsciente controla mi cuerpo físico.
2. Mi cuerpo es producto de mi subconsciente, resultado de lo que preví en el pasado, por lo que lo puedo cambiar.
3. Mi cuerpo es delgado, esbelto y atractivo.
4. Mi cuerpo necesita sólo los alimentos que lo mantienen en forma, saludable y delgado.
5. Mi cuerpo disfruta sólo con los alimentos que lo mantienen en forma, saludable y delgado.
6. Mi cuerpo es (visualícese con el peso deseado y vea los números del peso brillando en la parte superior de su pantalla mental.)
7. Bendigo mi subconsciente por su ayuda y mi cuerpo delgado y hermoso por reaccionar ante esta sabia sugestión.

No importa lo obeso que esté ahora, visualícese delgado y disfrute de su visualización. Ponga toda la emoción que pueda en su regocijo y después elimine la emoción y simplemente obsérvese en movimiento como persona delgada. Su peso actual es el resultado de haberse visualizado previamente como una persona obesa, aunque deseara estar delgada. No repita este error. VEA SIEMPRE Y EXCLUSIVAMENTE EL PRODUCTO FINAL, después borre la escena para que su subconsciente pueda empezar a manifestar su deseo. En otras palabras: observe y espere. No apunte a su subconsciente con una pistola. Déle tiempo para trabajar. No engordó en un día y no puede perder tanto peso en unas horas y seguir sano.

Cuando se vea tentado por la comida puede ayudarse diciéndose una frase como ésta:

Como hoy y lo tengo que soportar mañana, y al otro y al otro...

Un momento en los labios y toda la vida en las caderas.

Puedo absorber toda la energía que necesito de la atmósfera. O de un tallo de apio.

Soy vital, estoy vivo, estoy delgado y mi cuerpo es el siervo de mi subconsciente.

Estoy delgado, estoy delgado, estoy delgado.

Sin embargo, use la frase económicamente. La repetición frecuente indica que tiene problemas con la dieta, y la comida y el comer se vuelven una obsesión. Mejor sería que omitiera la frase en vez de caer en esta trampa. Y no hable de ello con los demás ya que destruiría la energía que se edifica en su subconsciente. Simplemente prográmese durante las meditaciones y olvídese de su peso el resto del tiempo. Si se siente tentado por un "veneno" en particular (pastel, chocolate, helado, cerveza), cierre los ojos y vea su cuerpo delgado rechazando con disgusto la sustancia engordante. Sepa que su cuerpo no necesita más calorías de las que necesita su esencia; no permita que su cuerpo le domine.

Sea cual sea el hábito que quiera eliminar será posible realizando una adecuada programación del subconsciente. Tan sólo asegúrese de que sus instrucciones sean sencillas y claras, no infrinja la libertad de los demás y dé las gracias por la ayuda. El agradecimiento hacia su subconsciente le facilitará contactar con él en el futuro.

El contacto diario con el subconsciente es una de las mejores formas de aproximarse a su esencia, que está localizada en la región subconsciente de la psique, así que, no dude en trabajar en estas materias prácticas como es la de romper con los malos hábitos.

La mente por encima del cuerpo

Uno de los usos más importantes de la energía psíquica, o de la programación del subconsciente, es de carácter personal. Podemos mantenernos en buen estado y, en el caso de que estemos enfermos, curarnos. Tal vez no se puedan reunir evidencias científicas, aunque en la actualidad los científicos están empezando a estudiar esta posibilidad y a comprender que lo que han afirmado los psíquicos a través de los siglos es verdad: se puede controlar el cuerpo, así como los deseos.

En la Fundación Menninger, de Topeka, Kansas, el Dr. Elmer Green y sus socios examinaron a un sujeto que se clavó agujas de zurcir contaminadas. Las heridas sanaron en cuestión de minutos; no dieron lugar a infección en el voluntario y, aparentemente, las heridas que Jack Schwarz se provocó no le dolieron en absoluto. Posteriormente, el Sr. Schwarz enseñó su técnica al Dr. Stuart Twemlow, psiquiatra del Veterans Administration Hospital, de Topeka, y el Dr. Twemlow repitió el experimento con idénticos resultados positivos.

El Dr. Green también ha investigado a Swami Rama, quien es capaz de acelerar el ritmo cardiaco hasta trescientos golpes por minuto, aminorarlo a doce por minuto y detener el flujo de la sangre del corazón durante diecisiete segundos, entre otros aspectos del control sobre su cuerpo.

En el Rosary Hill College de Bufalo, Nueva York, la hermana Justa Smith, que posee un doctorado en enzimología, dirigió exámenes repetidos con el curandero por la fe, Coronel Oskar Estebany, y descubrió que podía alterar el contenido enzimático de las probetas (las enzimas se aceleran de modo natural durante el proceso de curación) simplemente sosteniendo los recipientes sellados durante cierto lapso.

No obstante, estos controles psicológicos no se limitan a unos cuantos adeptos. En aulas de todo Estados Unidos hay estudiantes que aprenden cómo dominar su cuerpo utilizando un equipo de bioretroalimentación, o mediante una técnica más sencilla y menos mecánica que consiste en la programación del subconsciente.

La mente, sin embargo, es capaz de mucho más que el control interno. En el Instituto de Investigación de Stanford en Menko Park, California, Lawrence Pinneo, neurólogo e ingeniero electrónico, añadió otro capítulo a la saga de la cibernética. Acopló en la cabeza de los sujetos un equipo electroencefalográfico y, tan sólo mediante su pensamiento, fueron capaces de manejar una computadora que enviaba señales para mover un punto en la pantalla. Si se es capaz de manejar un equipo mecánico con la mente, ¿cuánto más fácil será un instrumento tan sensible a la mente como el organismo? Muchos doctores creen que más del 90 por ciento de las enfermedades se originan en la mente. Por tanto, lo que se origina en la mente se puede curar rápidamente si se usa el pensamiento como *ayuda* de la medicina.

Proceda con cuidado. Se trata de una posibilidad futura el que a medida que progrese en su evolución pueda evitar las enfermedades además de curar las que padezca. Pero, por ahora, no sabe lo suficiente del organismo y de sus respuestas como para arriesgarse a contravenir las prescripciones de su médico. Si en la actualidad está bajo algún tratamiento médico a causa de una enfermedad congénita o "auto infligida" DEBE CONTINUAR TOMANDO SUS MEDICINAS. Nunca está de más hacer hincapié en ello. Definitivamente usted puede ayudar a curarse y además tener confianza en el proceso para que pueda permanecer en buen estado de salud en el futuro. La curación psíquica es una medicina potente pero, como todos los medicamentos, debe manejarse con cuidado. Elimine sus actuales enfermedades mediante la medicación y la meditación y aprenda a vivir saludablemente, en lugar de intentar curar la mente y el cuerpo de *antiguas* enfermedades al mismo tiempo.

Tomando en cuenta todo esto, vamos a trabajar con los programas de curación. Empezaremos con los dolores de cabeza y malestares menores para más adelante dirigirnos a los más importantes.

1. Rece una oración en silencio.

2. Determine la causa o posible causa del malestar y explíquesela a sí mismo. Si no la padecía al nacer y no la adquirió en un accidente (que también se origina en la mente), su origen es mental, ya que normalmente la mente ejerce una enorme influencia sobre el cuerpo.

3. Pida ayuda a su esencia para eliminar los pensamientos, patrones o hábitos negativos que le condujeron a esta enfermedad.

4. Cierre los ojos en meditación y llévese al nivel alfa.

5. Anestesie sus manos:
   a. cuelgue ambas manos a los costados.
   b. imagine que su mano más fuerte, la que usa para escribir, tiene una corriente eléctrica que la recorre por dentro. Sienta las pulsaciones de la corriente y el hormigueo que provoca. Dirija toda su atención a su mano fuerte y siéntala vibrar con la suave corriente.
   c. olvídese de su mano fuerte y dirija la atención a la otra mano, la "débil". Imagínese que ésta ha recibido una inyección de novocaína. Sienta cómo se va adormeciendo conforme va haciendo efecto. Concéntrese en esa mano y note lo que sucede. Tal vez se haya quedado dormida o fría, o bien sentirá los pinchazos producidos por la desaceleración de la circulación de la sangre. Si la respuesta no es inmediata, dígase a sí mismo que contará hasta cinco y después sentirá el adormecimiento, el frío o los pinchazos. Cuando llegue a sentirlo levante la mano fuerte y pellizque la débil con suavidad. Vea lo correosa y tiesa que se ha vuelto la piel. Ha inducido a su mano débil con lo que se

conoce como la anestesia del guante y en este momento está listo para curarse.

d. Ponga su mano débil sobre la fuerte y sienta cómo la fuerte se adormece también. Luego, ponga la mano débil y curativa en la frente, sienta el adormecimiento o frialdad que penetra en la piel y empiece a eliminar la tensión o el dolor de cabeza.

e. al cabo de un lapso suficiente —y en un par de sesiones aprenderá a juzgar el tiempo justo— baje la mano débil y sacúdala vigorosamente moviendo la muñeca para sacudir así el dolor de cabeza.

6. Rece una oración de agradecimiento por su curación.

Añada el ejercicio de la anestesia del guante a su rutina de meditación. La práctica le familiarizará con la curación propia y de los demás, y le capacitará para edificar su poder curativo en la mano débil a fin de que esté disponible *siempre*, en vez de sólo durante la meditación; lo que es una ventaja en caso de emergencia. Cuando haya adquirido la suficiente eficacia podrá estancar un fuerte flujo de sangre de una herida simplemente imponiendo las manos. No requerirá preparativos elaborados para inducir la anestesia del guante.

El siguiente método es quizás el mejor para enfermedades más extensas e interiores. Repita los tres primeros pasos del ejercicio anterior y después:

4. Cierre los ojos en meditación y condúzcase al alfa. Imagine que está sentado bajo una luz blanca. Como es usual la luz brilla desde arriba, aunque esta luz es de color blanco puro sin colores y es una bola de aproximadamente un metro de diámetro. Tómese el tiempo necesario para aclarar su círculo de color. Si tiene dificultad en visualizarlo siéntese bajo una luz de flash o una fuerte lámpara con los ojos cerrados durante un par de sesiones.

5. Inhale lentamente dejando que la luz de arriba entre en su cuerpo y se aloje en la zona de la enfermedad. Contenga la respiración y cuente hasta cinco.

6. Exhale. Visualice el dolor o la enfermedad desmoronándose como si fuera el serrín de una muñeca mientras exhala y vea su cuerpo completamente curado.

7. Repita la operación de inhalar-sostener la respiración-exhalar siete veces. Desee su curación con toda el alma. Póngale todo el sentimiento posible.

8. Elimine toda emoción, vuelva a su respiración normal y visualícese completamente curado.

9. Rece una oración de gracias por su curación.

Haga esto por lo menos una vez al día, aunque, dos, una en la mañana y otra en la noche, funcionarían mejor. Siga trabajando y creyendo hasta que esté bien del todo. No piense en la curación fuera del estado de meditación y *no hable* de la curación con los demás. Como siempre, el secreto es verse, por anticipado, en perfecto estado de salud y no sufriendo nunca de enfermedades; curado en vez de enfermo. Después déle tiempo a su subconsciente para efectuar la cura. Esto significa que debe olvidarse de su enfermedad excepto en la meditación a fin de que su subconsciente pueda elaborar la suficiente energía psíquica para realizar su tarea. Pensar y hablar del proyecto disipa la energía y, lo que es peor, lleva a un mar abierto en donde puede ser atacado por los razonamientos que siempre están tratando de ejercer su dominio. Recuerde que la mente y el cuerpo se resistirán a ponerse en el lugar apropiado. Dé a su subconsciente la oportunidad de doblegarlos y demostrar su poder.

Si dirige la luz a un punto concreto sanará un dolor localizado, pero se requiere de un ejercicio ligeramente diferente para curar deficiencias corporales generales.

Prepárese para su curación recordando los avances de la fe curativa. Durante siglos ha habido personas que creyeron en ella además de en su poder para aliviar problemas dentales. El hermano Williard Fuller, quien condujo servicios de fe curativa en Florida, dudaba que esto fuera posible hasta que un hombre le pidió ayuda para su dolor de muelas. Desde entonces la fe curativa del hermano Fuller eliminó el dolor de muelas de los miembros de su congregación, llenó las cavidades de la boca y en ocasiones convirtió los rellenos de plata en oro. La fe del sanador es la diferencia.

Miles de pacientes han combinado la meditación con la medicación para curarse cánceres que habían llegado a la metástasis. Cientos de otros pacientes, que aprendieron las técnicas de meditación cuando estaban en las etapas finales de la enfermedad, mejoraron sus últimos días. Con fe y determinación incluso los esfuerzos de último recurso han curado cánceres en los huesos o en la sangre.

Si el cáncer, que puede destruir todo el cuerpo, puede curarse, también puede curarse el SIDA. Estas enfermedades son similares en cuanto a que afectan a todo el cuerpo, así que las meditaciones serán prácticamente idénticas.

Comenzaremos yendo a un estado alterado de conciencia (si es necesario, véanse los ejercicios de respiración del capítulo 1) y después usaremos los elementos del ejercicio que se adecuan a nuestras condiciones.

1. Cuando haya respirado hasta llegar al estado de meditación visualícese sentado o de pie en la luz y diga "estoy en el estado óptimo del ser. Uso este estado para devolver a mi cuerpo la salud."

2. Rece una oración en silencio.

3. Determine la causa o posible causa de la enfermedad y explíquesela a sí mismo.

    a. para los enfermos de cáncer: si no lo padece de nacimiento, se originó en la mente. (Incluso los accidentes son producto de la mente, por lo que las heridas sufridas por accidente son el resultado de pensamientos mal aplicados). Lo que ha causado mi mente puede ser curado por la misma.

    b. para los enfermos de SIDA: NO malgaste energía lamentándose acerca de la causa de la enfermedad o de lo injusto de su situación. No importa de qué manera la haya contraído, puede curarla. El cuerpo es el servidor de la mente y su mente está lista para curar.

4. Pida ayuda a su esencia para eliminar los patrones, pensamientos o hábitos destructivos que podrían impedir que dé instrucciones a su cuerpo para sanarse de su presente "mal-estar".

5. Pida ayuda a su esencia para que elimine los patrones o hábitos que puedan impedir a su cuerpo responder a sus instrucciones de curación.

6. Visualice frente a usted una pantalla de televisión y véala iluminada con la imagen del interior de su cuerpo. Esta imagen de rayos X le mostrará primero sólo los huesos.

    a. examine de cerca sus huesos y si su exterior o el tuétano le parecen fuera de lo normal, sepa que volverá a trabajar sobre ello.

    b. cuando la pantalla enfoque sus músculos examine los posibles traumas.

    c. al ver sus venas y arterias busque signos de anormalidad en la sangre.

    d. cuando pasen por delante de usted en la pantalla los órganos vitales comience con el cerebro y vaya hacia abajo; anote cualquier cosa que necesite curación.

    e. deje la pantalla en blanco durante un instante y vuélvala a iluminar con la imagen de la enfermedad más importante y la parte del cuerpo, o todo él, que resulte afectada. Sostenga esta imagen para que pueda curarse.

7. Visualice la luz atacando la enfermedad. Escoja uno de los siguientes apartados según sea el problema a eliminar. Después de realizar un intento o dos pruebe con otro de los ejemplos o incluso elabore uno según sus necesidades.

    a. si el problema está en los huesos o en la sangre vea la luz entrando por la parte superior de su cabeza en la pantalla y diríjala hacia abajo a través de los huesos o la corriente sanguínea para que invada las células enfermas y las reemplace por otras sanas y llenas de vida.

b. visualice la luz que entra por su cabeza portando una corriente de células blancas que se convertirán en devoradoras que consumirán vorazmente las células deformes. Vea las saludables células devoradoras recorriendo todo su cuerpo hasta que las células enfermas hayan desaparecido.

c. convierta su pantalla mental en una computadora y observe la energía curativa de la luz volverse una especie de revisión de ortografía que busca cualquier átomo deforme de su organismo, lo hace parpadear en su pantalla y lo corrige una vez dada la orden.

d. visualice la energía curativa que viene en forma de luz como una poción mágica que lenta pero diligentemente transforma las células infectadas en puntos relucientes de salud.

8. Sepa que su pantalla mental es sólo una proyección. Una especie de videocámara que está tomando la película de su organismo interior y mostrándola en la pantalla.

9. Vea el interior de su cuerpo lleno por completo de una luz pura y sana, la cual indicará que su malestar se ha esfumado. La pantalla muestra la luz que comienza a 5 cm de su cabeza, se extiende a 5 cm por todos lados y termina a 5 cm por debajo de sus pies. Regocíjese en esta situación cómoda y saludable.

10. Cambie la imagen de la pantalla a la vista externa de su cuerpo. Véase brillando con la luz interior, corriendo, bailando y divirtiéndose ruidosamente en perfecto estado de salud. Utilice todos sus sentidos: vista, oído, gusto, tacto y sentimiento y el extrasensorial, para experimentar una salud perfecta. Disfrute de su perfección física y recuerde que lo que prevé es lo que obtendrá. Pero, ACUÉRDESE DE VERSE SANO COMO ALGO QUE ESTÁ SUCEDIENDO, en lugar de algo venidero.

11. Borre la imagen de su pantalla, póngale la funda a su aparato mental y déjelo a un lado hasta su siguiente meditación. Entonces sienta la luz fluyendo desde arriba y con los ojos cerrados, mire la parte inferior de su cuerpo y vea el efecto obtenido mediante estos ejercicios. Dése cuenta de que la curación no es algo que haya soñado en una pantalla, sino algo que YA ha pasado dentro de usted.

12. Rece una oración de agradecimiento por haberse curado.

13. Sepa que cuando abandone el estado meditativo su cuerpo pondrá en efecto sus órdenes de curación. Repita las meditaciones regularmente hasta que su cuerpo comprenda que va en serio y su curación se manifieste en carne y hueso.

Respire hasta llegar a un estado consciente y despierte por completo sintiéndose muy bien.

Planee la repetición de esta meditación por lo menos una vez al día hasta que se aburra con el ejercicio, lo que indica que su cuerpo ha puesto a trabajar sus instrucciones.

Confinar los pensamientos

A pesar de lo que ocurra, no se olvide de confinar sus pensamientos acerca de su enfermedad sólo a los momentos de meditación. Si piensa en su malestar o en cualquier dolor durante el día, dígase que lo considerará más tarde cuando esté meditando. Concéntrese en alguna actividad. No luche contra el pensamiento ni se sienta culpable o fracasado porque su pensamiento regrese; tan sólo pospóngalo hasta la meditación y pronto dejará de pensar en su enfermedad salvo en el estado de meditación.

El cuarto método de curación está destinado a enfermedades menos graves como la migraña, los dolores de cabeza o dolores localizados. Comience éste respirando hasta alcanzar un nivel alterado de conciencia.

1. Imagínese a sí mismo en la luz y diga: "Estoy en el estado óptimo del ser".

2. Rece en silencio una oración para la curación.

3. Pregúntese cuál es la causa de ese malestar.

4. Instruya a su cuerpo para que se cure de dicha molestia.

5. Inhale despacio penetrando en la luz y dirigiéndola solamente a las manos. Enfoque toda la atención en sus manos. Sea consciente de todas las uñas, los pulgares y la palma de las dos manos. Observe cómo cada parte está relacionada con las demás.

6. Vuelva a su ritmo normal de respiración, sabiendo que está respirando en la luz y dirigiéndola sólo a sus manos, lo cual incrementará el calor hasta que estén bastante calientes. Retenga el calor. No piense en nada más que en sus manos. Si siente dolor en ellas sacúdalas vigorosamente desde las muñecas y vuelva a realizar el ejercicio hasta que el dolor de cabeza o cualquier otro dolor localizado se haya desvanecido.

7. Rece una oración de agradecimiento por la curación.

Lo que está haciendo puede explicarse de una forma muy sencilla. Durante un dolor de cabeza, o migraña, la sangre queda "atrapada" en la cabeza. Usted alivia su dolor soltando la sangre y enviándola hacia las manos. La hace fluir hacia otra parte de su cuerpo, en este caso las manos, y de este modo se da cuenta de que puede manejar el flujo de la sangre y controlar su dirección.

Para eliminar cualquier sospecha de que usted tan sólo se está imaginando los efectos en lugar de experimentarlos, pruébese a sí mismo. La duda, el enemigo del proceso psíquico, puede destruir todos los intentos que usted hace por curarse. Al ponerse a prueba y obtener respuestas verificables puede eliminar las dudas.

En Experimental Hypnosis, el editor Leslie LeCron incluye un artículo llamado "Dynamics in Hypnotic Induction" [Dinámica de la inducción hipnótica]. Su autor, el psicólogo James A. Christenson, Jr., utilizó la hipnosis para inducir al fenómeno, pero usted mismo puede realizarlo utilizando lo que se denomina autosugestión. Diga una oración y después intente esta interpretación del método de Christenson:

1. Siéntese con las palmas de las manos hacia abajo sobre los muslos y comience a meditar.

2. Dirija la atención a la mano derecha y observe todas las sensaciones.

3. Deje que su mente explore los dedos, las uñas, la palma. Sienta los cambios que ocurren. La mano, ¿se está poniendo caliente o fría?, ¿seca o húmeda?, ¿pesada o ligera?, ¿sensible o adormecida? Pueden experimentarse una o más de estas sensaciones.

4. Las sensaciones harán que su mano se haga cada vez más ligera. Cuando esto suceda empezará a elevarse del muslo; tal vez lentamente o de un jalón al principio, pero se elevará. No la ayude ni la obstruya. Tan sólo relájese, continúe concentrándose en la mano y permítale hacer lo que quiera.

5. Como si tuviera una mente propia, la mano se elevará, se doblará el codo y el movimiento continuará hasta que el dorso de su mano se ponga en contacto con su nariz.

6. Cuando llegue a tocarse la nariz la prueba habrá finalizado y podrá volver a su meditación normal.

Si su mano no se mueve la primera vez que intente este ejercicio no se desaliente. Inténtelo de nuevo.

Otra de las pruebas estándar establece una relación inmediata entre la mente y el subconsciente. Las técnicas descritas por Leslie LeCron en *SelfHypnotism* y Sidney Petrie y Robert B. Stone en *What Modern Hypnotism Can Do for You* se pueden adaptar fácilmente, como hicimos con la de Christenson, según sean nuestros propósitos.

1. Ate un péndulo ligero o un botón a un cordel de 20 cm.

2. En una hoja de papel dibuje un círculo con una línea horizontal y otra vertical que los dividan por el medio.

3. Coloque el codo sobre la mesa. Tome el extremo suelto de la cuerda con el pulgar y el índice y deje caer la mano hasta que esté paralela a la mesa y el péndulo o el botón caiga directamente sobre el centro del círculo sin tocar el papel.

4. Pregunte a su subconsciente cuál de los cuatro movimientos posibles significará *sí*: arriba o abajo de la línea vertical o a la derecha o a la izquierda de la línea horizontal.

5. Sostenga la cuerda y espere. No la mueva. El péndulo comenzará a moverse por sí mismo según sea la posición indicada para el *sí*. Cuando lo haga escriba *Sí* en el papel y así recordará siempre el movimiento que significará sí. Escriba *No* directamente en la posición opuesta de la línea horizontal si el sí está a la izquierda o a la derecha; o en la línea vertical si el sí está arriba o abajo del centro del círculo.

6. Pregunte cuál de las dos posiciones restantes significará "No sé". Deje que el péndulo se mueva cuando y como guste y escriba la posición del *No sé*. Directamente opuesta a ella escriba *No deseo responder*. El subconsciente siempre es capaz de dar la respuesta correcta, incluso a preguntas acerca de las cuales usted no sabe nada. Sin embargo, su mente subconsciente quizás no sea capaz de manejar todas las respuestas hasta que haya aprendido a vivir a través de su esencia y tal vez pueda negarse a suscitar temas psíquicos que sabe que podrían lastimarlo. Si es ése el caso recibirá la respuesta de *No sé* o *No deseo responder*. Intente hacer la pregunta de un modo más sencillo, pero si recibe la misma respuesta no insista.

7. Haga su pregunta con precaución. Tal como le previnimos antes, el subconsciente es literal, así que debe ser una cuestión clara y concisa. Tampoco tiene sentido del humor, así que no use el péndulo para asuntos sin importancia o juegos. Trátelo con serie-

dad y respeto para tener su ayuda a disposición en asuntos serios.

Su subconsciente no descansa ni duerme. Nunca olvida. Todo lo que necesite saber acerca del pasado podrá recordarlo ya que se trata de una enorme computadora que almacena cualquier información que desee aunque sea desconocida para su consciente. Por ejemplo, si ha perdido un objeto puede localizarlo con la ayuda de su subconsciente. Un método sería decirse a sí mismo antes de dormirse que recuperará la propiedad perdida. También se puede ayudar escribiendo lo que desee encontrar en una hoja de papel y repetir lo que escribió diez veces. Ponga el papel debajo de la almohada y olvídese conscientemente de él. Esto es similar a lo que sucede cuando la gente le reza a San Antonio para encontrar el objeto perdido; el subconsciente recibe la orden de encontrarlo y la persona tiene fe en que lo va a encontrar gracias a la fe en el santo, con lo que deja el problema en mejores manos. En ambos casos —sea que lo haga por sí mismo o que use la ayuda de un ruego— el subconsciente es libre de hacer su trabajo.

Recuperación de objetos perdidos

Nuestro método personal para la recuperación de objetos perdidos es dibujar un triángulo en una hoja de papel antes de acostarse. Mientras lo dibuja dígase a sí mismo que recordará dónde dejó el objeto o lo que haya perdido. Al despertar, dibuje un cuadrado usando la base del triángulo como línea inferior del cuadrado y la punta del triángulo tocando la línea superior. Repita sus instrucciones mientras lo dibuja. Al mediodía dibuje un círculo alrededor del triángulo-cuadrado haciendo que todos los puntos del cuadrado toquen el círculo. Repita sus instrucciones, después olvídese de todo para que su subconsciente pueda realizar el trabajo de localizar el objeto. No especifique el tiempo en el cual obtendrá el resultado ya que su subconsciente está más allá del tiempo e inmediatamente acepta como un hecho que cualquier cosa que usted decida es lo suficientemente importante. Si especifica límites de tiempo y su subconsciente no puede acomodarse a ellos a falta de influencias externas o "tiempo terrenal" tal vez se sienta descorazonado. Esto lo confundirá y le ocasionará una angustia innecesaria.

Se pueden utilizar varios métodos ideomotores, pero los mencionados son suficientes. Si los emplea apropiadamente le convencerán de que su esencia, dentro de la región subconsciente, posee infinitamente más información de la que usted está enterado. No obstante, no recurra a la escritura automática o a la Ouija. Puede ser peligroso jugar con la psique, ya que se trata de algo parecido a una cebolla, la cual hay que pelar capa a capa hasta que se alcanza el corazón. Las capas de pensamientos, emociones y hábitos son la piel que protege nuestro corazón del mundo exterior. Si las desenvolvemos antes de haber eliminado por completo las negatividades que pueden abrir brecha en nuestra vida, nos quedaremos sin defensas, y por tanto expuestos al desastre. Jugar con la escritura automática y la Ouija puede parecer inocente al principio, pero los que han persistido en tales juegos sin limpiar su personalidad de los efectos dañinos que tiene de antemano, suelen encontrar que los mensajes que recibe se tornan en una verdadera historia de terror. Mucha gente se ha visto reducida al suicidio como resultado. Carol Lieros, famosa psíquica de Nueva York, ha rescatado al menos a dos individuos que estaban dispuestos a matarse a sí mismos como resultado de los terribles mensajes que estaban recibiendo a través de la escritura automática o la Ouija. Estas personas se despojaron de su protección y fueron incapaces de manejar los resultados de alcanzar su psique desnuda.

Alcanzar el subconsciente

No descubra su corazón, su esencia, hasta que esté listo espiritualmente, lo cual será seguramente en esta etapa de su desarrollo. Use su subconsciente para el bien, reentrénelo gradualmente y solucionará todos los problemas que se pueda encontrar en la vida. Puede ayudarle a encontrar objetos, localizar información y decidir temas vitales del presente y del futuro. Si se abstiene de utilizar su subconsciente para la adivinación de la fortuna le asombrará y quizás lo deslumbre en ocasiones. Aun así, no hay nada extraño en su poder, simplemente es parte del ser en el que rara vez se confía.

En general, se puede decir que alcanzar el subconsciente es una forma de ampliar la mente, de forma natural y sana. La gente se refiere a ello cuando menciona los golpes de intuición, aunque la *intuición* implica un uso arbitrario. Lo que estamos tratando aquí es un método para comunicarse permanente y digno de confianza, empleado por miles de antepasados nuestros, algunos de los cuales lo usaron con fines equivocados y consecuencias dolorosas y otros que lo emplearon de modo positivo y obtuvieron su recompensa.

Afortunadamente para la Humanidad, en el siglo XX se está adquiriendo conciencia del potencial de la psique y la gente está más dispuesta que antes a aceptar ayuda en temas como la curación. Eso no significa que deba anunciar sus cualidades, por el contrario cuanto menos diga, mejor. Todos los procesos psíquicos pierden su energía cuando se platican. Deje que hablen los resultados por sí solos. Comience mejorando su salud personal. Trabaje en los malestares menores como dolores de cabeza y cuando tenga algún éxito y tenga fe en su creciente experiencia podrá abordar mayores obstáculos.

14

La energía curativa

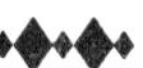

La capacidad de curar a los demás no es algo nuevo. Se ha practicado durante siglos y ciertas personas, como los antiguos cristianos, llegaron a ser muy diestros en el arte de la curación. Este tipo de trabajo curativo fue rescatado, de una manera pseudocientífica, por el médico austríaco Franz Anton Mesmer, que vivió del 1734 al 1815.

Se le recuerda principalmente por su interés en el hipnotismo y su nombre nos trae a la mente el epónimo *mesmerismo*. Su trabajo fue continuado por el neurólogo y médico francés Jean Martin Charcot (1825-1893), del cual Sigmund Freud, neurólogo austríaco y padre del psicoanálisis (1856-1939) concibió la idea de utilizar la hipnosis para ayudar a los enfermos mentales. Sin embargo, el mesmerismo fue considerado mejor tratamiento de enfermedades que ninguno de sus sucesores. Basándose en la creencia de que una persona podía transferir energía a otra y efectuar una curación mediante lo que él llamó magnetismo animal, Mesmer construyó un enorme cubo y lo llenó de botellas llenas de agua magnetizada, polvo de vidrio y relleno de hierro. Cubrió el cubo con una tapadera circular y varillas y de ese modo los rayos corpóreos del organismo eran trasmitidos a través del aparato para curar las enfermedades.

Además, pensaba que la energía curativa se debía trasmitir directamente. En *Magic, Supernaturalism and Religion*, Kurt Seligman relata la creencia de Mesmer de que los individuos dotados con el poderoso espíritu vital podían trasmitir su salud a los demás si sabían cómo dirigir los rayos que portaban dicha fuerza. Podían poner las manos sobre el enfermo o dirigir la emanación con una vara conductora de hierro. O sea, la energía se puede trasmitir directamente de una persona a otra.

Curar a los demás

Este arte no se ha perdido. Olga Worrall, como otros curanderos modernos, sigue la tradición de poner las manos y dirigir "partículas subatómicas invisibles al ojo humano" desde ella hacia los pacientes. Ella ha demostrado su capacidad de curar en pruebas científicas, pero los investigadores, a falta de pruebas ulteriores, diseñaron una cámara de nubes, dentro de un área cerrada con cristal, para que ella trabajara. Puso las manos sobre las paredes exteriores de la cámara y ocasionó que las nubes del interior formaran diferentes patrones de ondas, logrando después el mismo efecto mediante la proyección a larga distancia. Para los que creen en la curación de Cristo su efecto no fue una sorpresa, sino simplemente otro ejemplo de las promesas que hizo a sus seguidores acerca de lograr milagros más grandes que los suyos (Juan 14:12).

Lo que otros han logrado hacer usted también puede hacerlo. Pero se deben tomar precauciones ya que en un momento determinado es posible trasmitir, mediante el deseo y la voluntad, la energía, y quedarse vacío. Esto sucede cuando el curandero no comprende el proceso. Se debe obtener energía de todas las formas de vida, no de otros seres humanos. En *This World and That: An Analytical Study of Psychic Communication*, Phoebe D. Payne y su esposo, el Dr. Laurence J. Bendit insisten en que el curandero "nunca entrega su propia vitalidad al paciente ni se apoya en los que le rodean. Se basa en la capacidad de obtener vitalidad de la atmósfera y actúa como un canal impersonal." La manera más sencilla de hacerlo es ofrecerse como canal del Todopoderoso, en cuyo caso nada puede salir mal. La famosa curandera Agnes Sanford no hizo mucho caso de esto en el momento de finalizar el trabajo de Dios, ya que en su libro *The Healing Gifts of the Spirit* habla de cómo sus curaciones la dejaban "interiormente exhausta". Ella solicitaba los dones del Espíritu Santo para realizar su labor y sus seguidores recibían la respuesta de ella misma y de dos amigos. Su experiencia estaba marcada por un "profundo ardor en la cabeza como si el poder espiritual estuviera despertando incluso el canal físico de las células cerebrales, los nervios y las glándulas, fueran lo que fueran". Sus propias incapacidades físicas parecían curarse, dejándola más tranquila y alegre y por lo tanto la curación de los demás no la vaciaba a ella. Ella comenta: "La introducción del Espíritu era una manifestación de la personalidad plena, un aligeramiento de la vida en todas la áreas de pensamiento y sentimientos." Obviamente, una persona sana espiritualmente, como era Agnes Sanford antes de cambiar, es el mejor canal abierto al Espíritu Santo.

Introducción del Espíritu Santo

Payne y Bendit también piensan que la persona espiritualmente integrada es un curandero más efectivo y citan al psicoterapeuta suizo C. G. Jung: "en la psicoterapia importa más lo que se *es* que lo que se *hace*". Ser es más importante que hacer. El Espíritu Santo ayuda a estar en armonía con el Creador. La introducción del Espíritu Santo es una carga de energía psíquica —la apertura del tercer ojo— lo que acarrea dones psíquicos como la curación, la profecía, la clarividencia y la psicoquinesis, entre otros. Tal vez Cristo se refiriera a ello en el sermón de la montaña al decir a la multitud: "La luz del cuerpo es el ojo; por lo tanto si tu ojo es único todo el cuerpo se llenará de luz" (Mateo 6:22).

Cuando el Espíritu Santo descendió ante los discípulos en Pentecostés, se activó el tercer ojo de cada uno de ellos. Esto los capacitó, como a Mesmer y a Sanford, a curar a los demás con facilidad y sin fatigas. Es más, los hizo centrarse más en lo que cada uno de ellos hacía. La presencia interior del Espíritu Santo brillaba hasta conformar un cuerpo místico y el aura del individuo se llenaba de una luz más intensa.

Si piensa que está listo para este paso, puede lograr la apertura completa del tercer ojo. Por supuesto, la intención debe ser el bien de Dios y el esparcimiento de la luz. Desde luego que se puede utilizar para el mal, ya que cada individuo goza de la voluntad libre para elegir entre los opuestos del *daimon*, pero los que abusan de este privilegio siempre acaban pagándolo caro. Quedan expuestos a lo que generalmente se llaman obsesiones y posesiones, aunque sabemos que simplemente se están dejando arrastrar por el lado oscuro de la psique y lidiando con temas que pueden lastimarlos a ellos además de a los que los rodean.

Los que optan por la luz, sin embargo, no han de temer la pérdida de la personalidad. Convertirse en un canal no tiene por qué ser permanente y el individuo sigue teniendo su libertad de elección. En resumen: no se puede quedar poseído por el espíritu de la luz como pasaría con las fuerzas oscuras.

Un cristiano que desee convertirse en canal puede comenzar con la oración de Jesús: "Señor Jesucristo, hijo de Dios, ten piedad de mí, pecador" y después hacer su súplica. Una persona que no sea cristiana puede cambiarla por otra oración que solicite la ayuda del Creador. No obstante, las oraciones han de repetirse, ya que el poder supremo no obliga a nadie de forma permanente. Esto significa que se puede pasar la experiencia de ser un canal sin hacer una promesa eterna. Le sugerimos los ejercicios que vienen a continuación, pero siempre partiendo de la base de que el sujeto esté bajo vigilancia médica. Como principiante no conoce y no ha comprobado su poder de curación y debe animar a las personas que se aventuran con usted a que sean atendidas por un médico antes de que sea demasiado tarde para poder ayudarlas. Lo que puede usted hacer, además, es reforzar la curación que ejercen los doctores utilizando técnicas parecidas a las que utiliza en usted mismo.

Comienzo de la curación

Empiece por sentar al sujeto en un silla de respaldo derecho y pedirle que se relaje todo lo posible. Permanezca de pie junto a la silla. Si conoce al sujeto lo suficientemente bien coloque sus manos sobre el área afligida. Si el sujeto es tan sólo un conocido o si se siente un poco incómodo al tocarlo, sostenga el dolor con las manos, colocando su mano curativa enfrente del área pero sin tocar el cuerpo y su mano fuerte (la que utiliza para escribir) separada a un costado del cuerpo.

Cierre los ojos y caiga con suavidad en el nivel alfa. Rece una oración para la curación mencionando al sujeto por su nombre. Visualice la luz blanca penetrando por el chakra de la coronilla e inhale la luz a la par que respira. Olvídese de usted, usted no es el curador. Nuestro condicionamiento cultural nos dice que no podemos ayudar a los demás de esta manera y que carecemos de habilidad para trasmitir la curación. No luche contra este concepto, ya que en esencia es cierto. No podemos hacer nada por nosotros mismos. Sepa, en cambio, que somos un canal de curación que procede de la luz que está sobre usted y que se dirige hacia la enfermedad a través de usted.

Quizás pueda sentir la energía que fluye dentro de usted, como les pasa a muchos curanderos. Pero, al igual que los demás, puede que no sienta nada y, en ese caso, sabrá que estará teniendo lugar la curación gracias a la presencia de la luz.

Para favorecer su desprendimiento y que la luz pueda realizar su trabajo, véase sentado en la silla como paciente en lugar de como curandero. Si le resulta difícil imagine que usted y el sujeto son montañas y que sus cuerpos son picos que sobresalen del suelo que comparten los dos. Con dicho procedimiento podrá establecer contacto con el sujeto para que la curación pueda funcionar más deprisa.

Debe dirigir la luz hacia el malestar, aunque no necesariamente se dará la curación en ese lugar. Tal vez al principio la luz cure la causa del problema, el cuerpo en general, en vez de la enfermedad específica, por lo que tendrá que continuar la administración hasta que todo el cuerpo sea receptivo. Puede que necesite realizar más de un tratamiento aunque por lo general ése no es el caso; la mayoría de las veces la cura beneficia la enfermedad en sí, mas no debe creer que fracasó si el paciente no se siente bien de inmediato. Deje que la luz realice su labor a su voluntad. Ella lo sabe mejor que usted.

Si en cualquier momento le duelen las manos debido a que ha absorbido el dolor en su propio cuerpo, sacúdalas por las muñecas y vuelva a proceder con el tratamiento.

Mantener la mente pura

Trabaje siempre con las mejores intenciones y la mente pura. Esto no significa que se tenga que volver santo para poder sanar; si fuera así nadie podría curar a nadie en este mundo. Para establecer un estado de pureza en la mente se deben eliminar las negatividades. Siempre se debe hacer esto, pero, de todos modos, es especialmente importante cuando se trata de aliviar a otros seres humanos, ya que le capacita para expulsar los dolores o padecimientos que pudiera absorber de los demás.

El segundo paso es lograr el estado deseado de la mente sintiendo amor por el sujeto, un amor compasivo que no tolere ningún pensamiento acerca de sus faltas ni ningún juicio que pudiera justificar el haber contraído la enfermedad. El tercer ingrediente de la mente pura es la humildad. Usted no es de ninguna manera superior al sujeto porque éste se halle enfermo y usted sano y no debe sentirse orgulloso de su labor. Después de todo, usted es nada más el instrumento a través del cual se cumple la curación y no el sanador en sí.

Recordar el rezo

Una oración al principio y a la conclusión de la sesión curativa —aunque sea en silencio— le ayudará a borrar de la mente cualquier pensamiento negativo y a ponerse en "estado puro". Después de la curación (mediante la práctica aprenderá cuándo acabar la sesión) es recomendable "acicalar el aura" y con ello limpiar el cuerpo de cualquier pensamiento negativo o dolor que haya podido absorber a fin de que se sienta maravillosamente después de la curación. Sin embargo, si ha retenido algún malestar, coloque las manos por encima de la cabeza con las puntas de los dedos unidas en posición de oración. Separe las manos y póngalas sobre los hombros como si estuviera dibujando su contorno exterior mientras dice: "Soy una creación de la luz divina". Sacuda las manos por la muñeca tres veces. Repita la operación, las manos sobre la cabeza con los dedos juntos y después sepárelas y bájelas cinco veces en total, con lo que conseguirá una limpieza total del aura.

La secuencia completa sería:

> Fui creado por la luz divina.
> Me apoyo en la luz divina.
> Estoy protegido por la luz divina.
> Estoy rodeado por la luz divina.
> Crezco dentro de la luz divina.

Cuando se prepare para la curación deberá limpiar primero su cuerpo físico ayunando durante un tiempo y mediante la oración. Si las circunstancias no hacen esto posible, trate de lavarse las manos antes y después de la curación. El cuerpo es el templo del alma y usted debe tener el templo más puro posible. Si no tiene agua disponible, frótese las manos a manera de "lavado en seco", lo que le limpiará, por lo menos simbólicamente, y le impedirá trasmitir cualquier problema personal al sujeto.

La curación en ausencia del paciente

Usted puede utilizar la ya mencionada limpieza del aura en otras personas así como en usted mismo, sobre todo cuando la otra persona esté ausente. Pida auxilio, guía y protección a la persona ausente simplemente yendo al estado de meditación y visualizando a la persona sentada enfrente de usted; después haga limpieza de su aura.

Otro método efectivo es visualizar al paciente en su pantalla mental viéndolo feliz y contento y haciendo gestos o diciendo palabras a su alrededor junto con la luz.

Una oración excelente que se puede decir antes de una curación es ésta perteneciente a San Francisco de Asís:

Señor, hazme un instrumento de tu paz.
Donde haya odio, que yo ponga amor;
donde haya ofensa, perdón;
donde haya duda, fe;
donde haya desesperación, esperanza;
donde haya oscuridad, luz;
donde haya tristeza, alegría.
Divino Maestro, prometo que no deseo tanto ser consolado
*   como consolar,*
ser comprendido como comprender,
ser amado como amar;
porque al dar recibimos,
al perdonar somos perdonados
y al morir nacemos a la vida eterna.

Esta súplica no se restringe a las sesiones de curación. En realidad reúne todas las actitudes y deseos que se han de desarrollar en este punto de crecimiento espiritual. Naturalmente usted será más fuerte en alguna de las áreas mencionadas que en otras, pero puede trabajar en las más débiles sabiendo que las puede fortalecer. Esta oración, si se reza diariamente durante la meditación, puede ayudarle a obtener apoyo de los poderes más elevados. Es más, es suficientemente amplia como para que la usen personas de diferentes credos.

Cómo acumular energía

Una vez que haya aprendido a sentirla puede reemplazar la luz por energía psíquica para realizar una curación en ausencia del paciente. Durante la meditación construya energía mediante una de las maneras indicadas en el capítulo anterior. Uno de los mejores métodos para este propósito es traer la luz hasta los tres chakras superiores y después trabajar con los cuatro inferiores. Cuando ilumine el tercer ojo y la energía comience a fluir sin interrupción por todo el cuerpo permita que el prana fluya libremente y forme un círculo de energía. Construya más energía mediante uno de los ejercicios de Weed (véase página 184). Con ello se saturará de energía, que es la que verdaderamente cura. Usted realmente no tiene ningún poder, la curación procede de una fuente universal y si usted no ha sido un canal en ningún otro momento de su vida, deberá serlo temporalmente, si desea curar. Ofrezca una oración o un pensamiento positivo antes de empezar a enviar el prana. Luego, visualice a la persona. No la vea enferma, imagínesela en el mejor estado de salud. A continuación atraiga la energía mientras exhala y hágala fluir hacia el paciente desde la zona que se encuentra a unos tres dedos por encima del corazón. Sepa que una vez que la energía le abandona vuelve a generarse más durante la respiración y a través de cada poro de su cuerpo. Nunca podrá sobrepasar el abastecimiento de energía. Pero si intenta acumularla con avaricia y poner resistencia para impedir que los demás utilicen su prana, se agotará rápidamente y caerá rendido emocional y físicamente. En cambio, cuando la gasta libremente y sin reservas, contruye el tipo de energía que le hará sentirse refrescado después de un itinerario por lo demás gratificante. Use su energía psíquica para este tipo de curación. Úsela también durante las horas de vigilia para curar a los demás en su presencia. Usted forma parte de todo ser viviente del Universo y por lo tanto debe ayudar al resto de los seres vivos trasmitiéndoles la fuerza vital que necesiten.

A través de la curación de los demás usted refina su propio cuerpo y lo mantiene en perfecto estado de salud. Cuando concluya estos tratamientos de curación visualice a alguien que pueda tener problemas que no sean de salud y que necesite energía. Anote la hora aproximada en que se la está enviando y compruébelo con esa persona al día siguiente. Si ella, también, ha trabajado en el proceso psíquico, o por lo menos es sensible, no sólo sabrá que recibió una sensación de bienestar, o una corriente de energía, sino que al cabo de unos cuantos intentos será capaz de identificarlo como el que se la envía. Cada persona posee una cualidad única que ocasiona que sintamos nuestras vibraciones psíquicas de modo distinto al que las recibe. Y los que todavía tienen dudas acerca de la identidad del que la envía podrán descubrir a sus benefactores simplemente preguntando a su mente subconsciente. Al final de cada transmisión de energía o del cuestionamiento al subconsciente no deje de dar las gracias. Lo puede hacer mediante una oración o una frase corta en reconocimiento de su aprecio, pero todo ejercicio psíquico debe acabar con agradecimiento. La gratitud pavimenta el camino para el desarrollo ulterior.

En el capítulo 12 se habla del prana y de cómo construirlo. En el capítulo 13 y en esta sección hemos tratado de la curación presente y ausente. Ahora ya estamos listos para combinar los ejercicios del prana y los de la curación ausente e incluirlos en la meditación. Se trata de un programa simplificado pero, antes de empezar, vaya al estado de meditación y extienda su dedo índice y con él golpéese en el pecho tres veces. Espere un instante y repita el golpeteo; espere otro instante y vuélvalo a repetir.

Descubrirá que toca la misma parte del pecho superior en todas las ocasiones. Ése es el lugar desde donde trasmitirá su energía. No permita que el prana se le escape de las manos durante una curación ausente y envíelo siempre desde ese punto.

Tal como dijimos, la luz y el prana son sinónimos. No obstante, debe ser capaz de sentir los efectos en vez de verlos; así pues, relájese en la meditación y absorba la energía de la atmósfera.

1. Sienta los efectos de la energía invadiendo su cuerpo, sobre todo en las partes que están al descubierto, como la cabeza y las manos.

2. Olvídese de la respiración y concéntrese en su piel. En ejercicios previos usted construyó deliberadamente energía mediante la

respiración; ahora ya no lo necesita. Simplemente piense en su piel y sienta cómo se pone más caliente o más fría; hormigueante o dormida, según su cuerpo reaccione ante la absorción. Si no siente nada puede ser que esté demasiado tenso, así que relájese. Al cabo de unos instantes será capaz de percibir la diferencia.

3. Deje que la energía se eleve hasta que todo su cuerpo se sienta imbuida de ella. Sepa que a medida que la absorbe cualquier negatividad en forma de dolor, malestar, preocupación, tensiones o temores saldrá de su cuerpo a través del punto de su pecho. No acelere el proceso. Tómese el tiempo necesario para asegurarse de que su cuerpo esté lleno de la energía vital, o prana.

4. Rece la oración de su elección y pida que le sea permitido utilizar la energía para ayudar a otro ser humano.

5. Visualice a esa persona que necesita ayuda física, emocional o espiritual sentada enfrente de usted. Intente no usar su pantalla mental; más bien imagine a la persona como si estuviera realmente frente a usted.

6. Junte las manos por las puntas de los dedos y colóquelas encima de la cabeza del sujeto imaginario.

7. Piense en la infusión de energía de su cuerpo. Siéntala. Vibre con ella. Sepa que mientras penetra en usted fluirá libremente y se proyectará a través del punto del plexo solar que se golpeó antes y llegará por él hasta el sujeto en cuestión. Tal vez no perciba cómo fluye hacia afuera, pero de todos modos fluirá como si fuera un rayo láser, del mismo modo en que usted la absorbe.

8. Concéntrese confiada y relajadamente mientras se centra en el sujeto.

9. Cuando su concentración comience a ser intermitente sabrá que se ha concluido el tratamiento de dicha sesión. Dé gracias por haber sido un canal.

10. Deje ir a su sujeto y permita que la energía siga fluyendo hacia todo ser humano y el resto de los seres vivos que haya a una distancia de un kilómetro y medio en todas direcciones. Tenga pensamientos de amor positivos acerca de todo lo que se encuentre en un radio de un kilómetro y medio.

11. Dé gracias por ser un canal de energía y proceda con los demás ejercicios de meditación, sobre todo con los que buscan obtener el silencio absoluto.

Al trabajar con el prana en la meditación podrá construir un suplemento diario. Será suficiente para el resto del día. Sin embargo, si siente que su energía decae, simplemente deje de hacer lo que tenga entre manos en ese momento, cierre los ojos, y sienta cómo se construye un nuevo y fresco suplemento de energía dentro de usted.

Ya sea durante la meditación o durante los momentos de vigilia, gaste su energía libremente. La naturaleza no soporta el vacío y cuánto más la use más obtendrá. Es más, el uso continuo refinará su cuerpo y le ayudará a usted en la medida en que ayude a los demás.

Las personas que necesiten instrucciones específicas para emitir el prana pueden usar algo parecido a esto:

Todopoderoso Espíritu Santo que estás dentro de mí, yo me ofrezco. Usa mi mente y mi cuerpo como canal de tu voluntad. Lléname de tu pureza. Deja que fluya desde mí hasta ______________ (o hacia todo el Universo) sin interrupción. Gracias por tus bendiciones.

No espere el retumbar de tambores y trompetas si es que elige este ofrecimiento. El Creador —ya sea que lo conciba como un ser antropomórfico o como una fuerza— llega en silencio y sin fanfarrias, pues es más propiamente un huésped en todo el sentido de la palabra y nunca se queda cuando no es bienvenido, y tan gentil y poco exigente que a menudo no nos damos cuenta de su presencia. Pero espere, medite. Repita su deseo de ser un canal durante varias meditaciones para que el Creador se convenza de su sinceridad y lo que es más, que su subconsciente sepa que su decisión no es arbitraria o caprichosa. Después espere de nuevo y pronto comenzarán a manifestarse los resultados. Ponga cuidado entonces. Muy a menudo recaemos en los hábitos del pasado y nos felicitamos por nuestros logros antes de haber logrado ningún resultado. Esto puede destruir su compañía ya que hemos pedido servir de canal y todo lo que se derive de ello no es para la gloria personal ni para la auto recriminación. No somos la causa sino el instrumento. Ya no somos egocéntricos, sino que estamos centrados en Dios, aunque el efecto dure tan sólo durante la curación si no estamos preparados para hacer una promesa permanente.

15

El código moral personal

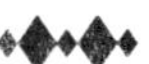

¿Cómo es posible —se preguntará— que un individuo trasmita energía a otro ser humano? La respuesta se encuentra en los escritos de Ralph Waldo Emerson, ministro unitario que vivió del 1803 al 1882 y alcanzó una fama enorme como escritor trascendental. La palabra *trascendental* significa algo que está más allá o que es contrario al sentido común o la experiencia. Emerson y su compañero escritor C. Hugh Holman lo explican en *A Handbook to Literature*, creían que "el hombre puede trascender intuitivamente los límites de los sentidos y la lógica y recibir directamente la verdad suprema y el conocimiento ulterior que es negado a los métodos mundanos de conocimiento."

El transcendentalismo se basaba en la idea de que la intuición era superior a la razón, que el microcosmos de la mente del individuo (o sea, que una parte pequeña puede tener todas las características del todo, el macrocosmos) estaba sintonizado con el alma macrocósmica del Universo, por lo que una persona poseía dentro de sí misma todo el mundo y todos los seres humanos poseían un conocimiento *a priori* que existe antes e independientemente de la vida terrena de la humanidad. Cada una de estas creencias es una teoría psíquica importante, con lo que parece que las ideas de Emerson se extendieron con temas que los psicólogos y psiquiatras reconocieron más tarde como esenciales para el proceso psicológico que conlleva el crecimiento espiritual.

Encontramos evidencia de ello en el escrito de Emerson, "La Super-alma", publicado en 1841. En él dice:

La persona más sencilla que, en su integridad, adora a Dios se convierte en Dios; sin embargo, a través de los tiempos, el influjo de este ser perfecto y universal resulta nuevo e inalcanzable... Usted se prepara con ansiedad para dar un servicio provocado por el amor hacia la humanidad y el afán de trascender. ¿No se le ha ocurrido pensar que no tendría derecho a darlo a menos que estuviera igualmente dispuesto a renunciar a él? ¡O creéis, que mientras vivís, toda palabra hablada en el mundo, que estáis obligados a oír, vibrará en vuestros oídos! Todo proverbio, todo libro, toda palabra que pronunciéis para ayudar o consolar llegará de seguro con la fluidez del viento. Todo amigo que no alcance sus deseos o ilusiones pero que tenga un corazón grande y tierno que os conmueva os atrapará en su abrazo. Esto es debido a que vuestro corazón es el corazón de todos; no existe en la naturaleza una válvula, un muro o una intersección, sino una sola sangre que corre sin interrupción a través de todos los hombres, como el agua del globo terráqueo es toda un solo mar y, bien visto, su marea es sólo una.

Así pues, dejemos al hombre aprender la revelación de toda la naturaleza y todo el pensamiento desde el corazón; sobre todo, que el Ser Supremo se relaciona con él, que las fuentes de la naturaleza están en su propia mente, si es que posee el sentimiento del deber. Pero si ha de conocer lo que dice Dios debe "dirigirse a su morada y cerrar la puerta" , como dijo Jesús. Dios no se manifestará a los cobardes.

Alrededor de 1844 Emerson, en "El poeta", se refiere a:

... un secreto que todo hombre intelectual aprenderá enseguida es que, por encima de la energía de su poseído y consciente intelecto, es capaz de generar una nueva energía (como si procediera del intelecto duplicado sobre sí mismo), mediante el abandono a la naturaleza de las cosas; que junto a su poder privado como individuo existe una gran poder universal el cual puede compartir, corriendo todo el riesgo, abriendo los candados de sus puertas humanas y sufriendo las ataduras etéreas para enrolarse y circular a través de sí mismo; y, al cabo, quedará atrapado en la vida del Universo, su discurso será un trueno, su pensamiento será ley y sus palabras serán universalmente inteligibles como las plantas y los animales.

En resumen, lo que Emerson estaba describiendo era la comunión de toda la humanidad, o lo que C. G. Jung más tarde llamó el inconsciente colectivo. Somos uno, no separados ni distintos, como nos hemos dado en creer. Cuando nos abrimos como canales abrimos la mente a los demás ya sea que estén en nuestra presencia o distantes y de esa manera serán capaces de entender fácil y rápidamente lo que debemos saber. Al ser uno con el resto de la humanidad podemos ayudar a los demás compartiendo la energía del Universo y ayudar así a los que no han aprendido a ayudarse a sí mismos.

La comunicación no verbal, no quinestética, está dentro de las leyes naturales porque estamos ligados inextricablemente entre todos, psique con psique. Esto es lo que hace posible ver las auras de los demás, la comunicación telepática y la transmisión del poder curativo. Cada persona del Universo y todo lo que ha vivido o vive forma parte de nosotros y nosotros de ellos. Cada uno es hijo de Dios, como nosotros. Por lo tanto, debemos estar preparados para expandir nuestros horizontes a fin de percibir el mundo como parte esencial de nosotros mismos y trabajar para el bien del todo con tanta asiduidad como lo haríamos por el beneficio personal. Debemos reencontrarnos con la unidad que experimentábamos cuando éramos niños, pero ahora no de una forma limitada y egocéntrica, sino tomar todo el mundo como nuestro "círculo perfecto".

Prejuicios y discriminación

Esto significa que debemos buscar a Dios en todos los seres vivos y dejar de criticar, envidiar, e incluso odiar a los que representan al sexo opuesto, a otra raza, tienen un color diferente o un credo distinto. NO vale la pena pasar por un rato de angustia o enojo sabiendo que dentro de cada persona Dios está oculto tras las diferentes capas de negatividad.

Si despreciamos nuestro sexo o el opuesto nos condenamos a *nosotros*. *Todos* poseemos elementos femeninos y masculinos, tal como vimos cuando hablamos de los chakras y como veremos cuando tratemos brevemente las teorías de C. G. Jung. No vale la pena expresar ira ante la otra mitad de la raza humana que corresponde al sexo opuesto ya que de ese modo dirigimos la ira contra nosotros mismos. También se pueden hacer cosas mejores que criticar a los que no piensan como nosotros. Es natural y fácil poner faltas a los que están por debajo en la montaña espiritual y, a medida que avanzamos, nos daremos cuenta que hemos superado a muchos que parecían estar a nuestro nivel. Aun así, no tenemos derecho a condenar a las personas por ser como son; están en su nivel, trabajan con la finalidad de alcanzar la iluminación, como nosotros, y la simple compasión ante los apuros de otro ser humano requiere que evitemos hacer juicios sobre la persona aunque aborrezcamos sus actos.

Como estudiantes de la conciencia elevada debemos hacer algo más, lo que significa superar los prejuicios ante la raza, el color o la religión. No es conveniente dejar de confiar o mostrar desagrado por ningún grupo de personas. Los que creen en la reencarnación piensan que todos elegimos inconscientemente las condiciones del nacimiento y que todo el mundo ha pertenecido antes a otra religión, raza o color en una vida pasada. Opinan que la raza, el color y el credo son cosas superficiales, meras condiciones del nacimiento, que en el caso de la raza y el color fueron probablemente elegidos a fin de aprender una lección y no se pueden alterar en esta vida tal como la conocemos. Incluso los que subscriben la doctrina de la reencarnación deben entender que bajo el aspecto exterior tenemos la misma sangre, músculos y huesos, ya que pertenecemos a una sola mente universal. Lo que parece nuestra separación es la misma sensación que tenemos cuando vemos los picos de una cordillera cuya base está oculta tras la niebla. Los picos sobresalen individualmente, pero cuando brilla de nuevo el sol y se disipa la niebla, las montañas se ven como una cadena continua unida a la Madre Tierra, tal como sucede con los seres humanos. Espiritual y psicológicamente la humanidad es un todo.

La unidad del mundo

Los que no puedan comprender totalmente la analogía de la cadena montañosa harán bien en fijarse en un pequeño bosquecillo. Cada árbol es una entidad aparte, o por lo menos así aparece ante el espectador ocasional. Tal vez haya un pino cerca de un roble, un cedro junto a una palmera, un nogal al lado de un sauce, cada uno de ellos con características y propósitos únicos, lo que les hace parecer desligados y solitarios así como diferentes como lo son las razas que habitan la Tierra. No obstante, las apariencias engañan. Escarbe bajo la superficie y descubrirá que las raíces de las diferentes especies se entrelazan para formar una masa mucho mayor al ramaje visible. Todo individuo es igual que un árbol, pero en la raíz, que llamamos subconsciente, todos estamos ligados al resto de la humanidad.

En lecciones previas trabajamos para eliminar la negatividad hacia los individuos que alteran las emociones básicas. Ahora debemos completar la tarea, infinitamente más difícil, de aceptar a las personas de las que tenemos algún tipo de prejuicio. *Debe* hacerlo. Somos parte unos de otros, aunque cada uno estemos en un nivel de desarrollo y tengamos nuestra propia percepción de la luz. Debemos buscar la luz e ignorar el resto. No debe importarnos nada de lo que otro ser humano haga, diga o sienta. La otra persona vivirá lo mejor posible según su nivel de desarrollo. Podemos ayudarlo viéndola con una luz aumentada, pero nada de lo que hagamos o digamos la apartará del bien, de igual modo que ninguna palabra o acto de los demás puede quitarnos nuestra bondad mientras trabajemos en la luz.

Dejar de juzgar

No obstante se debe hacer una advertencia. R. D. Laing explica en *The Politics of Experience* lo siguiente: "No debemos hacernos ilusiones respecto a la hermandad del hombre. Mi hermano es tan querido para mí como lo soy yo para mí mismo, es mi gemelo, mi doble, mi carne y mi sangre; tal vez me linche o tal vez sea un mártir, y en los dos casos estará expuesto a encontrar la muerte por mi mano si es que ve la situación desde un punto de vista diferente al mío." Quizás sea una afirmación muy severa, pero de todos modos, cierta. Ser un canal no le da licencia para ignorar los demás sentidos y exponerse a situaciones en las que resulte la víctima de los que están por debajo en el nivel evolutivo. Ser hermano significa preocuparse por el resto de la humanidad como lo haría por la persona más próxima o más querida. Pero no debe esperar ser amado a cambio, ya que puede estar fuera del alcance de los que está tratando. Esta regla se aplica a toda manifestación de amor, pero es más apropiada cuando se trata de alguien que se comporta de modo diferente al nuestro. Si su conducta es de naturaleza criminal debemos aborrecer sus actos, pero nunca al que los perpetra. En todos los casos debemos rodear a los que nos rodean con luz y dejarlos funcionar en pos de su propia salvación. Debemos invertir la energía en corregirnos nosotros mismos en lugar de encontrar las faltas en los demás.

Se aplica una regla similar al diez por ciento de la población que se siente impulsado por naturaleza, crianza, alma dominante o cualquier otra causa, hacia la homosexualidad. La búsqueda de una vida centrada no nos da permiso de juzgar. Si nos encontramos entre el 90 por ciento de la población heterosexual, los actos del 10 por ciento restante no nos incumben. Ponga a toda persona sobre la Tierra en la luz. Recogemos lo que sembramos, según nos dice la Biblia, así pues, entendamos el espíritu humano.

La idea general de que las personas que padecen SIDA "se comportaron como animales y recibieron su merecido" es contraria a todo principio de equilibrio espiritual. La asociación del SIDA con los animales proviene del pensamiento de que un experimento con primates se salió fuera de control. Por tanto, las personas con SIDA estarían pagando un error experimental y deberían ser tratadas con el respeto debido a todo ser humano.

Es difícil pasar por alto las implicaciones sexuales de la enfermedad, *pero si estamos en el camino hacia la plenitud personal, no es de nuestra incumbencia la forma en que otra persona ha contraído el SIDA.* Necesitamos gastar la energía de la psique (la tríada de cuerpo, mente y espíritu) en mejorarnos, no en lanzar piedras. El mensaje de la psique es claro: si usted no tiene SIDA, tenga compasión.

Sea cual sea su preferencia sexual, cada persona ha de ajustarse a la tercera parte de su psique, la cual denominamos el cuerpo. Nos traicionamos si nos volvemos esclavos del sexo. Forma parte de la vida, desde luego, pero no es tan importante como los medios de comunicación actuales hacen parecer. En el camino hacia la integridad se debe desarrollar un código moral y ético más amplio que el impuesto por el orden social. Como dice *The Gospel of Emerson*: "La evolución de una sociedad avanzada debe ser moral; debe avanzar por los surcos de las ruedas celestiales. Debe ser católica en principio. ¿Qué significa la *moral?*: es el respeto por los actos católicos o por las leyes universales. He aquí la definición de Kant a la conducta moral: "todo acto cuyo motivo inmediato se convierta en una ley universal para todo ser inteligente."

La fidelidad

La moralidad, pues, consiste en lo que es mejor para todos, y el bien óptimo procede del amor completo, total y espiritual entre todo ser humano, reservando el interés sexual a la persona elegida. Este es un imperativo psicológico acuñado por la moral, costumbres y religiones de toda la humanidad. Aunque la sociedad moderna ha diluido el concepto del bien y el mal, así como sus creencias religiosas, la psique sigue siendo la base. Ella sabe que si se daña a otro ser humano, se daña a sí misma, ya que el inconsciente colectivo es universal y todos formamos parte de los demás seres humanos.

Los códigos de conducta relajados son perniciosos para la salud. El inconsciente contiene elementos masculinos y femeninos y por ello nos lastimamos si buscamos la gratificación del cuerpo únicamente. Incluso tratándose de adultos conscientes, si no existe una profunda y tolerante preocupación por el ser y la pareja, un "acto de amor" deja heridas permanentes en la mente y el espíritu de los interesados.

El sexo es necesario. Asegura la continuación de la raza y además es el torrente de la creatividad. Sin embargo, las personas centradas suelen estar "estrechamente enlazadas" en cuanto al sexo. Algunos son célibes que prefieren utilizar su energía en temas espirituales en vez de en la gratificación del cuerpo y por tanto siguen los pasos de personas como Santa Teresa de Ávila y San Juan de la Cruz.

Pero, aun así, la santidad no es el único modo de obtener la integridad. Una persona se ha de abstener sexualmente si es soltera, o respetar su matrimonio, si es casada. De nuevo el argumento no se basa en principios morales o éticos; la psique tiene sus propias reglas, que son más morales, éticas o religiosas que las del estricto orden social. Las personas centradas saben que el sexo es sólo una parte de la vida, una parte que se aplica mejor cuando se ponen en juego la compasión, la comprensión, el afecto, el amor, el deseo de protección y otras emociones relacionadas con los chakras superiores. Colocado en su punto justo, el intercambio sexual puede desarrollar dentro de nosotros una de las delicias del estado centrado: un amor profundo y tolerante por todos los seres vivos, desde la más exaltada de las personas hasta la más ínfima forma del reino vegetal.

El amor profundo

Como ya se dijo, este punto de vista no significa que se deba hacer crítica de ningún otro ser humano. Más bien trata de proteger al ser. No importa lo desinteresado en temas sexuales que sea un buscador de la luz cuando la psique empieza a desarrollarse, el individuo se enfrenta a sus posibles peligros. Los chakras inferiores pueden exaltar la conciencia sexual. Pero incluso la persona que eleva su energía hasta los chakras superiores es vulnerable ya que experimenta tal amor por los demás, tal sentido de pertenencia que se tiene que hacer consciente de la posible mala interpretación de estas necesidades o de que él mismo pueda malinterpretar a los demás. Se debe tener en cuenta que esta receptividad psíquica es sexual además de espiritual; los demás pueden percibirla como un avance sexual. Por este motivo, a todas las personas que han estado felizmente casadas durante años se les prohíbe uno de los tipos de yoga, que se centra en el amor a toda la humanidad. Este amor enorme es lo que los cristianos llaman *ágape*. Tenga cuidado con él en el primer encuentro. Es hermoso. Es poderoso. Es signo de un gran avance espiritual. No lo confunda con una necesidad inferior ni abuse de él. Al cabo del tiempo se acostumbrará a él y estas advertencias no serán necesarias. Estará tan profundamente involucrado con la condición humana y tan sintonizado con la mente y el corazón colectivo que la mayoría de los encuentros mundanos se convertirán en una gran aventura. Absorberá la energía igual que antes absorbió las vibraciones negativas del mundo que le ponían tenso, ansioso y temeroso. En "El poeta" Emerson describe los resultados:

> Qué barata parece entonces la libertad; cómo pretender estudiar cuando una emoción comunica al intelecto su poder de minar y derrumbar a la naturaleza: ¡qué maravillosa perspectiva! Las naciones, el tiempo, los sistemas, salir y entrar como el entramado de un tapete de grandes figuras y variados colores; el sueño invita a soñar y mientras permanece la embriaguez vendemos la cama, la filosofía, la religión en nuestra opulencia.

Carlos Castaneda describe la experiencia como "detener el tiempo". En cuanto a este sentimiento quizás sería más apropiada la expresión "poseer el mundo". Toda persona, toda circunstancia, todo crepúsculo y hasta la última hojita del pasto existen para el regocijo de los iluminados.

Las teorías de Jung

Para continuar con nuestra teoría no necesitaremos utilizar las palabras de Emerson. Afortunadamente sus teorías fueron continuadas por científicos modernos como Carl Jung, que nació en 1875 cerca de

Basilea, Suiza, y falleció en 1961. En sus orígenes fue seguidor y amigo cercano de Sigmund Freud, aunque luego estuvo en desacuerdo con su maestro acerca de la existencia de formas paranormales de energía. Freud rechazaba las ideas de Jung porque no encajaban bien con su teoría acerca de la energía sexual, pero Jung persistió convencido de que existían otras formas de energía diferentes a la sexual; por propia experiencia sabía que éstas podían ocasionar fenómenos psíquicos como la telepatía y la precognición. En *Memories, Dreams, Reflections*, Jung relata una experiencia de telepatía en la cual amaneció "con un dolor de cabeza como si algo me hubiera aplastado la frente y después la parte de atrás del cráneo." Más adelante se dio cuenta de que en el momento exacto en el que tuvo esta sensación uno de sus pacientes se había pegado un tiro. Ésta y otra experiencia dieron lugar a la ruptura de relaciones con Freud, después de la cual siguió un camino completamente aparte utilizando mitos de la literatura de una forma completamente diferente a la de su amigo para apoyar sus originales ideas acerca de la energía y acuñar su teoría sobre el inconsciente colectivo. No obstante, y teniendo en cuenta el descubrimiento freudiano de que el bloqueo de la memoria inconsciente podía enfermar a las personas, Jung comenzó a investigar la posibilidad de la existencia de elementos en el inconsciente que podrían asimismo curarlas. En el análisis de sus propios sueños y los de sus pacientes descubrió que los procesos del subconsciente o el inconsciente tenían la intención de curar en la misma medida que de enfermar. Vio en sueños "un aspecto anticipativo o de pronóstico" que le fascinó y que le hizo finalmente llegar a la conclusión de que había algo en el inconsciente que no era alimentado por el individuo sino por algo trascendental y transpersonal. Se dio cuenta de la inmensidad de información y sabiduría que puede obtener toda persona sabiéndola sintonizar. Emerson la llamó la super-alma. Jung la nombró inconsciente colectivo y denominó arquetipos a los diferentes elementos que lo componen (imágenes primordiales que conforman el pensamiento humano más antiguo y universal.)

Cómo emplear el inconsciente

Cuando asistimos a los demás en la curación abrimos el torrente de este inconsciente universal, y en nuestra propia curación utilizamos el inconsciente (subconsciente) personal. Sin embargo, la curación no es el único beneficio que se deriva de ello. Podemos usarlo con otros propósitos como encontrar un objeto o un libro, o encontrar la respuesta a un problema personal. Cuando se encuentre en alguna dificultad pídale ayuda al inconsciente colectivo. Se quedará sorprendido de lo fácil que es encontrar la solución correcta, ya sea mediante la meditación profunda o mediante los sueños.

En un capítulo posterior se darán las técnicas específicas para ponerse en contacto con una conciencia más amplia en los sueños, pero el siguiente ejercicio sirve para la meditación. Cuando esté listo respire profundamente y dígase a sí mismo que cuando exhale descenderá al nivel apropiado para entrar en contacto con su esencia, y por lo tanto, el inconsciente colectivo. Entonces diga algo así:

Señor, mi necesidad es:________________.
Sé que voy a recibir la respuesta.
Tal vez venga en forma de un pensamiento fulminante o en las palabras de otra persona, en algo escrito o de alguna otra forma que yo pueda entender.
Sé que voy a recibir la respuesta a su debido tiempo.
Gracias Señor.

Como siempre, borre el problema de su mente y si no recibe ninguna respuesta repita su pregunta en las siguientes meditaciones. No ponga un límite de tiempo. Tenga confianza en que sabrá lo que sea necesario en el momento adecuado, incluso cuando la cuestión tenga relación con un evento futuro. El inconsciente colectivo, al igual que su subconsciente, está por encima del tiempo y contiene todo el conocimiento del pasado y del futuro, no tiene sentido del tiempo terrenal y poner un límite lo bloqueará. Tenga fe. Será recompensado.

En el siguiente capítulo daremos más información acerca del inconsciente colectivo, pero mientras tanto puede prepararse para entender cómo funciona usándolo en este instante.

16

La estructura de la psique

En *Love and Will*, Rollo May explica que "mediante la virtud de la apertura y profundización de su conciencia, la tarea del hombre es integrar el daimónico dentro de sí mismo." Recordará que el *daimon* es el potencial de toda cosa material (como la comida o el dinero), o una abstracción (como una necesidad o una emoción) que se utiliza para bien o para mal. El *daimon* se integra aprendiendo a vivir por el bien mayor en vez de en pos de caprichos efímeros. Se da la espalda a todo lo negativo o maligno ya que forma parte del lado oscuro del *daimon*. Pero también existe la luz, del lado iluminado, la cual seguimos como hijos de la luz.

De modo extraño, los dos extremos se encuentran en una posición contraria a la esperada. El lado oscuro se suele manifestar en el aspecto exterior de la personalidad: la persona (máscara) y el falso ego, mientras que la luz recorre el más profundo ser interior: la esencia. De cualquier manera hay aspectos oscuros del ser que se deben sondear antes de descubrir la luz y éstos han sido descritos por Jung y por Freud.

Según Sigmund Freud la psique humana se parece a un huevo en

DIAGRAMA DE LA PSIQUE SEGÚN FREUD

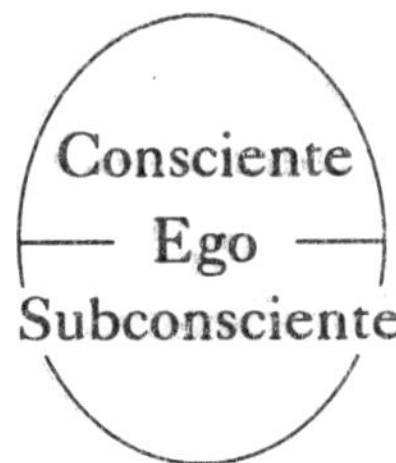

el cual la conciencia ocupa la mitad superior, el subconsciente, la inferior y el ego separa a las dos, como se muestra en el diagrama.

La forma de huevo tiene reminiscencias del "huevo del mundo" y puede denominarse un microcosmos del Universo, o macrocosmos. Diciéndolo de un modo más simple, se podría decir que "tanto arriba como abajo" todo lo que existe en la escala superior se encuentra en la escala menor de los seres humanos. La misma regla se aplica a la conciencia, ya que el inconsciente colectivo o universal se aplica a toda materia viva y el inconsciente personal al individuo.

Antes de hablar del inconsciente, sin embargo, debemos comprender cómo se forma la personalidad y de qué modo interactúa con las demás personalidades de nuestro mundo. Jung desarrolló la teoría de que los individuos introvertidos prefieren la soledad y los extrovertidos disfrutan de la compañía de las demás personas.

Introversión y extroversión

La persona introvertida muestra su mayor fuerza o energía cuando está sola. Se podría decir que la energía psíquica de estas personas fluye hacia dentro, mientras que en las extrovertidas fluye hacia afuera. El extrovertido está atado a la gente, las cosas y los sucesos. El ambiente juega un papel controlador en sus decisiones. Hoy día se puede llamar a este tipo de persona "dirigida al exterior", ya que responde más bien a los deseos de los demás y está dispuesta a rendirse ante la presión de su congéneres. Es apto para estar demasiado seguro del ser, mientras que el introvertido se siente inclinado a dudar de las relaciones con los demás. Ambos tipos menosprecian a su opuesto y a menudo lo que está bien para uno está mal para el otro. Si Jung tuviera razón en que los orientales son más introvertidos y los occidentales más extrovertidos, como afirma en *Psychological Types*, las meditaciones básicas de Oriente están diseñadas para las personas introvertidas y no encajarían para las extrovertidas occidentales, una suposición que parece ser válida.

La introversión y la extroversión son el resultado de la interacción del ego y la mente consciente más que el subconsciente, pero estos términos no abarcan la totalidad de la psique. Jung también propuso la teoría de las cuatro funciones básicas que son las responsables de la forma de abordar el mundo. Éstas indican la conducta consciente. Las usamos como orientación dentro del mundo extra mental aunque en realidad determinan la orientación interna.

Frieda Fordham da la descripción de Jung en *An Introduction to Jung's Psychology*, como sigue: "la *sensación*, que es la percepción a través de los sentidos; el *pensamiento*, que da significado y entendimiento; y la *intuición*, que nos habla de las posibilidades futuras y nos da información sobre la atmósfera que rodea toda la experiencia."

Las sensaciones

Todos tenemos una de estas funciones como dominante, pero ninguna es superior a la otra. Son simples caminos por los cuales nos orientamos hacia el mundo y aprendemos a reaccionar ante él. En cualquier caso, empezamos teniendo una sensación, que es la puerta a través de la cual percibimos las experiencias externas, la gente y las cosas. Una persona de tipo pensador, sensible o intuitiva, no puede divorciarse por completo de las sensaciones, ya que de todos modos experimenta las experiencias de la vida a través de los sentidos. Es más, cada uno de nosotros participa en las cuatro funciones. Primero nuestros sentidos son estimulados por una persona o suceso. Después reflexionamos sobre ello o lo interpretamos; eso es el pensamiento.

A continuación evaluamos u orientamos la experiencia en la psique, y ésta es la función del sentimiento que responde a la pregunta: ¿Cómo me siento por ello? Estas tres —sensación, pensamiento y sentimiento— son actividades conscientes. Son seguidas por la cuarta: la intuición. Es a la que Jung llamó "conciencia inmediata de las relaciones" y tiene lugar en el inconsciente.

Más adelante separó las funciones en dos categorías: racionales e irracionales. Las que pertenecen a la primera categoría, o sea, a la razón, son el pensamiento y los sentimientos ya que implican acción o intención hacia el objeto. Las irracionales son las sensaciones y la intuición porque la relación con el objeto es pasiva. Ni las sensaciones ni la intuición emprenden ninguna acción y, en cambio, reciben los efectos del encuentro con las personas o con una situación.

En *Jung's Psychology and Its Social Meaning*, la Dra. Ira Progoff explica:

Cada individuo, conforme a su naturaleza, tiende a especializarse en una de las cuatro funciones. Puede ser cualquiera de las cuatro, pero sea cual sea, sea racional o irracional, el individuo la eleva al nivel consciente en armonía con los demás aspectos de su desarrollo psicológico. Aún más importante es el hecho de que el individuo utiliza su función líder o dominante no simplemente con la finalidad de dar un significado a las experiencias del mundo, sino también como la base sobre la cual organiza su personalidad. El individuo utiliza la función dominante como foco de orientación y construcción de su vida psicológica.

Sea cual sea su orientación (se descubrió mediante el perfil de actitud del capítulo 2) la función dominante se desarrolla en la conciencia. Su opuesta yace en la profundidad del inconsciente. Por tanto, se podría esgrimir un diagrama de cualquiera de las funciones. Por ejemplo, si el pensamiento es la función dominante, su opuesta, la de los sentimientos, estará sumergida.

Ninguna orientación singular es correcta para todo el mundo. No obstante, se trata de lograr funcionar con cada una de ellas según requieran las circunstancias.

INTERPRETACIÓN DE LAS FUNCIONES SEGÚN JUNG

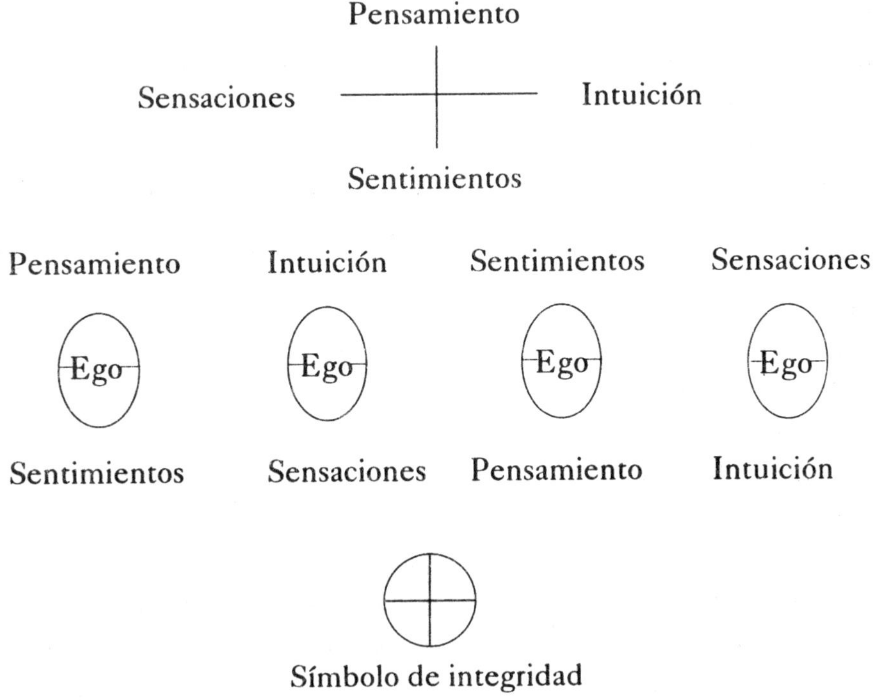

La integridad

Las funciones mentales giran alrededor del centro, el ego. El ego es el "yo" personal que vive con la esperanza de convertirse en ser mediante el proceso de individualización. Este último término es sinónimo de integridad, por lo que la meta es absorber las funciones inferiores dentro de las dominantes de una forma que podría describirse como un "revoltijo" del contenido que está dentro del huevo. Cuando esto sucede el huevo pierde su forma elíptica y se convierte en una esfera, símbolo de la integridad.

La mayoría de las personas pueden identificar a los individuos que poseen funciones dominantes. Tal vez hayamos conocido personas tan enfocadas en el pensamiento que parecen frías o carentes de sentimientos, debido a que su función opuesta a la dominante, los sentimientos, está enterrada dentro de ellos. Los individuos que funcionan principalmente con la intuición pueden dar al impresión de que han perdido la capacidad de percibir a través de los cinco sentidos porque su función inferior es la de las sensaciones. Las personas cuya función dominante son los sentimientos y que poseen un alto índice de valuación y ponderación, no parecen usar casi nada el pensamiento. Los que están orientados hacia las sensaciones, que aprenden todo a través de los cinco sentidos, son deficientes en la intuición. Sin embargo, cuando cualquier individuo lucha por convertirse en un todo a través de la meditación y los demás ejercicios utilizados para "poner el mundo al derecho", puede comenzar a funcionar desde cualquiera de estos puntos, es decir, formar un círculo con las cuatro funciones de Jung y utilizarlas siempre que sea necesario.

Es esencial tener un control absoluto sobre la psique ya que en todo ser humano existe la posibilidad de que aparezca una enfermedad mental si la función dominante se vuelve demasiado poderosa. En tales casos puede haber el peligro de que la función inferior, la opuesta a la dominante, rompa la barrera del inconsciente y doblegue la personalidad aunque la dominante se oponga. Todo lo reprimido puede salir a la superficie de una forma peligrosa para el individuo. Ése el propósito de la función inferior: la compensación mediante la negación. No tomar en cuenta la función inferior, el lado oscuro del inconsciente, puede causar complejos, dificultades mentales graves y, en ocasiones, psicosis.

La sombra

Cada persona tiene un lado oscuro dentro de la psique individual. Se trata del aspecto negativo del *daimon* (mencionado en el capítulo 8); se asocia con la región inconsciente y se denomina la sombra. Incluso el lado positivo del *daimon* puede ocasionar problemas cuando se lleva al extremo —el orgullo de decir siempre la verdad puede evolucionar en una sinceridad cruel para el propio beneficio, por ejemplo— pero el lado oscuro ocasiona aún mayores dificultades cuando ejerce temporalmente el control del ego e invade la luz, o el mundo de la conciencia. Por tanto, es de vital importancia comprender bien el concepto de la sombra. Se esconde y a menudo se rehusa a admitir su existencia porque es la negación de la elevación a Dios, el camino de la luz. Sin embargo, la sombra es un aspecto necesario de todos los seres humanos. Hasta Cristo reconoció que existía dentro de Él cuando el demonio lo tentó estando solo en el desierto meditando y preparándose para su labor en el mundo. Le ordenó "apártate de mí, Satanás". Cuando se volvió hacia la luz la sombra quedó tras él, tal como sucede en todos nosotros.

Más aún, la sombra posee aspectos positivos. Joseph L. Henderson en "Los antiguos mitos y el hombre moderno" explica este aspecto de la personalidad:

> ...moldeada por la mente consciente del individuo, contiene los aspectos reprimidos, escondidos y desfavorables. Pero su oscuridad no es sólo la simple plática del ego. Al igual que el ego, contiene actitudes desfavorables y destructivas; la sombra posee también buenas cualidades, instintos normales e impulsos creativos. El ego y la sombra, aunque están separados, están ligados inextricablemente de la misma forma que el pensamiento y los sentimientos se relacionan entre sí. De cualquier forma el ego está en conflicto con la sombra en lo que el Dr. Jung llamó la batalla por la liberación.

Debemos reconocer que existe dentro de nuestra naturaleza un lado oscuro, como dijo Jung: "hay algo dentro de mí que puede decir cosas que yo no sé y no pretendo, cosas que incluso van en mi contra". ¿Cuántas veces nos oímos a nosotros mismos revelando información que no queremos que los demás conozcan? Cuando utilizamos nuestra propia lengua para ahogar nuestra garganta es porque la sombra ha salido a relucir e incluso durante un breve lapso podría ser desastroso. Si queremos evitar estos incidentes debemos estudiar nuestra sombra y aprender a controlarla.

Cómo reconocer la sombra en los sueños

Uno de los mejores lugares en donde se puede tomar contacto con la sombra es en los sueños. De hecho, todo el subconsciente está a nuestra disposición en los sueños y podemos avanzar rápidamente si aprendemos a interpretar los mensajes que envía el subconsciente durante el sueño.

Podemos reconocer la sombra porque aparece como alguien del mismo sexo que el que sueña y normalmente no tiene cara, ya que es la contraparte oculta del ego. La mayoría de las personas tienen dificultad en visualizar su propio rostro por lo que no sorprende que la sombra tenga la cara en blanco. Si una figura del sueño posee un rostro reconocible podemos suponer que representa un aspecto de nosotros mismos que identificamos con una persona conocida. Si es el rostro de un extraño también podemos suponer que es una persona específica. Pero si el rostro está en blanco o su figura no se distingue bien debemos poner atención a lo que hemos reprimido en nuestro maquillaje psicológico, traer esta represión al nivel consciente y lidiar con ella. Si después de tal advertencia continuamos ignorando la sombra, ésta se puede volver un adversario terrible, aunque estamos hablando de casos extremos, ya que no todas las sombras tienen un contenido amenazador. En cualquier caso, no podemos darnos el lujo de ignorar la aparición de la sombra en un sueño porque nos está hablando de algo que debemos saber. Cuando se vuelve hostil debido a una represión severa puede, según explica Progoff, "identificarse con lo negativo o desagradable que hay en la personalidad. El opuesto a la actitud consciente sale a la superficie... el complejo funciona con su propio poder y actúa por encima del ego cometiendo errores y locuras."

La sombra es la parte de la personalidad que preferimos ignorar. Por lo mismo, debemos traerla a la luz ya que no puede soportar la luz del mismo modo que Satanás. Traerla a la conciencia en donde la luz no la va a doblegar sino que simplemente le va a permitir integrarse en la personalidad completa, nos da la oportunidad de progresar hacia la integridad.

La sombra tiene raíces en el inconsciente personal. La función dominante es asimismo personal, aunque consciente, y ambas, la dominante y la inferior, se combinan para conformar la máscara o persona que todo individuo adopta. El ego es el bufón, el pedazo de conciencia que flota en la superficie del inconsciente personal que separa estas partes del resto de la psique. Conforme se edifica la personalidad, la persona toma las características de la función dominante, mientras que la sombra que representa la función inferior permanece en el inconsciente. Esta mezcla se realiza con la finalidad de impedir la "invasión" del lado oscuro.

Las revelaciones de la psique

La invasión puede suceder cuando la persona intenta forzar su psique para que revele información que no está preparada para manejar. Suele ocurrir cuando la persona no iluminada trabaja con el tablero de la Ouija o con la escritura automática. Indagan en la profundidad de su inconsciente personal y, como no han eliminado la negatividad de su proceso de pensamiento y sentimientos, permiten que los aspectos oscuros de su naturaleza salgan a la superficie. Afortunadamente usted no tendrá ese problema. Usted ha aprendido a reaccionar ante la vida de modo positivo y su incursión a los terrenos de la sombra es simplemente una extensión de su trabajo de eliminar la negatividad. Para usted es un proceso seguro. Está listo para ello.

Eso no quiere decir que no se vaya a sentir incómodo cuando se enfrente a su sombra. El lado oscuro puede resultar molesto e inquietante durante un tiempo, aunque sin él usted no poseería la libre voluntad, ni ambiciones, ni creatividad. Pero su seguridad reside en la búsqueda de la luz, de la esencia que iluminará incluso las necesidades profundas más oscuras y las hará salir para que pueda avanzar tanto espiritual como psicológicamente.

Una vez que haya superado los problemas del inconsciente personal estará listo para sintonizarse con el inconsciente universal y su vasto almacén de conocimientos. Todos participamos en la historia colectiva de nuestros semejantes, parientes y desde luego, de la humanidad. Cuando afirmamos nuestra individualidad nos identificamos con la raza humana. No nacimos, como decía el filósofo del siglo XVII John Locke, como una *tabula rasa*, es decir, que la mente es una pizarra en blanco en donde se escribe la experiencia. En cambio, entramos en el mundo con unos cuantos conceptos comunes que son tan instintivos como nuestro deseo de supervivencia. Algunos de ellos son la afinidad con el círculo, el cuadrado y el triángulo, los cuales se han encontrado en las sociedades más primitivas. Otro es el de la catabase, la necesidad de llegar a lo más profundo para encontrar la solución de los problemas, tal como se hace en la meditación. Un concepto más común y vital es el del héroe. Todas las civilizaciones de todas las eras y todas las partes del mundo tienen su propio héroe debido a que dentro de nuestra psique existe la idea de un individuo admirable e invencible. En realidad lo que se está buscando es el héroe que existe dentro de todos nosotros cuando se alcanza la esencia.

La conciencia universal

Estos motivos universales como el círculo, el cuadrado y el triángulo, la catabase y el héroe son los lazos perceptibles entre nosotros y el resto del género humano. John Donne afirmó en el siglo XVII en *Devotions*: "Ningún hombre es una isla; todo ser humano es un trozo de un continente, una parte de un todo." Es como si fuéramos corchos elípticos flotando en el mar del inconsciente universal. Por encima de sus aguas somos individuos separados, el inconsciente personal. Las olas se doblan sobre el centro, el ego, pero el inconsciente personal permanece en el agua, tal como se ilustra en el diagrama de la página siguiente.

La conciencia universal tiene impacto sobre el consciente personal permitiéndonos que una cultura en particular nos afecte y estar condicionados para la supervivencia, pero el inconsciente colectivo es más fuerte en el nivel más profundo. Cuando llegamos a alcanzar

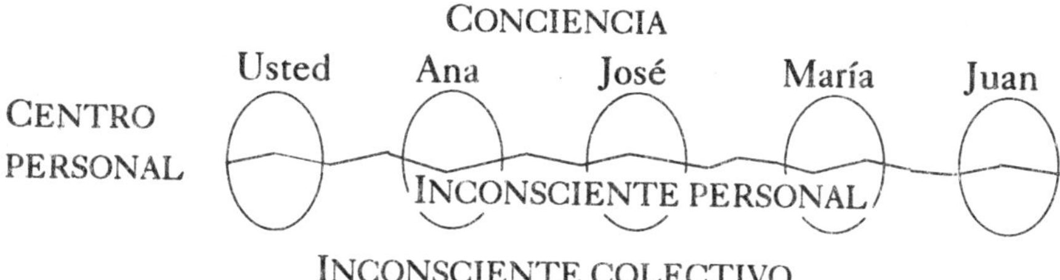

el inconsciente personal podemos profundizar en el colectivo, el mar universal, que posee el conocimiento de toda época y lugar. Desde este mar se puede obtener información del pasado o del futuro, lo que se denomina precognición o retrocognición, o también se logra saber lo que está pasando al mismo tiempo en un lugar distante, lo que se denomina telepatía.

Los atributos masculinos y femeninos

No obstante, nuestros primeros contactos con el inconsciente universal a través de los sueños están marcados por la presencia de una persona del sexo opuesto. La sombra del inconsciente personal representa los problemas usualmente asociados con nuestro sexo, pero los problemas personales suelen surgir a partir del enfrentamiento con el sexo opuesto. Por ello el inconsciente de una mujer aparece como un hombre. Jung lo llamó el ánimus. El inconsciente de un hombre aparece como una mujer, o ánima. Tal como sabían los antiguos griegos, todo hombre tiene una mujer dentro de él y toda mujer tiene un hombre dentro de ella. Aunque un hombre puede hacer gloria de su masculinidad e identificarse con las actitudes masculinas de su cultura, no puede librarse de sus características femeninas. De modo similar, las mujeres se identifican con la idea dominante de femineidad de su cultura, aunque contenga atributos masculinos además de los femeninos. Experimentar los dos sexos de nuestra naturaleza nos capacita para vivir en un mundo en el que alrededor del 50 por ciento de la población se compone del sexo opuesto, aunque la oposición de la sexualidad dominante sufra una represión. Específicamente reprimimos este lado "inferior" y lo identificamos con el sexo opuesto. El proceso tiene lugar en el inconsciente colectivo.

Esta teoría es de Jung. Sin embargo, en *Man and His Symbols* admitió que no era original. Se remonta en el pasado:

> ...en la Edad Media, mucho antes de que los psicólogos demostraran que gracias a nuestra estructura glandular existen elementos femeninos y masculinos dentro de todas las personas, se dijo que "todo hombre lleva una mujer dentro de él". Este elemento femenino de todo hombre es lo que se denomina el "ánima". Este aspecto "femenino" es esencialmente un cierto tipo inferior de capacidad de relación con el mundo que nos rodea, y en particular con la mujer, que se mantiene cuidadosamente oculto ante los demás y ante uno mismo. En otras palabras, aunque la personalidad visible de un individuo pueda parecer muy normal, puede estar ocultando a los demás —e incluso a sí mismo— la deplorable condición de "la mujer interior".

Igual que el ser de la sombra, el ánimus o ánima puede ocasionar problemas. Representa el lado no desarrollado de la personalidad que intenta afirmarse a sí mismo. También, igual que la sombra, cuando aparece en sueños no tiene cara o no la reconocemos como ninguna persona conocida. Forma parte de la mayor tensión entre los opuestos del inconsciente y el consciente y antes de conseguir la integración de la personalidad y encontrar el verdadero ser central (la esencia), debemos llegar hasta ella. Tal vez nos preocupe el que ya es bastante enfrentar la sombra del mismo sexo como para ser invadidos por una figura del sexo opuesto y quizás nos preguntemos si sea necesario enfrentarla para lograr la integridad. Ambas respuestas son afirmativas. Por supuesto, si nos hemos rendido a la esencia no hemos de preocuparnos por esta batalla. La esencia manejará los problemas sin necesidad de un esfuerzo extraordinario por su parte. En ese caso, la contienda entre el consciente y el inconsciente no se dejará de lado en tanto sea abordada por el poder supremo. Pero para las personas que no estén preparadas para comprometerse consigo mismas también es posible la integración. Sin embargo, tanto para los comprometidos como los no comprometidos, el conocimiento del proceso es beneficioso. Como ya dijimos, estamos tratando de cosas de la mente y debemos LLEGAR A ENTENDER EL FUNCIONAMIENTO DE LA MISMA.

En *Jung's Psychology and Its Social Meanings*, Ira Progoff interpreta el origen del ániums/ánima de la siguiente forma:

> ... cuando la sombra llega a los niveles inferiores del inconsciente y se añade el contenido psíquico colectivo, ya no puede expresarse mediante una figura del mismo sexo como el ego. Después de haberse adentrado en el inconsciente se debe convertir por completo en el opuesto de la conciencia. El lado-sombra de un hombre, previamente expresado por una figura masculina, se representa entonces mediante la imagen de una mujer; y la sombra de una mujer se convierte al salir del inconsciente en una o más figuras masculinas. O sea, la sombra se cambia a ánimus o ánima.

El ánimus/ánima contiene lo bueno y lo malo y representa el ente daimónico de nuestra vida. Jung creía que el *daimon* podía salir a la superficie como ánimus o ánima y portando gran cantidad de energía. Debidamente encauzada, la energía se puede utilizar en el avance del trabajo creativo. Es más, el psicólogo Rollo May sostiene que el *daimon* que observamos en sus manifestaciones de ánimus/ánima es absolutamente esencial para la creatividad.

Aunque temporalmente puede hacernos su víctima o disgustarnos con la invasión de su contenido psíquico no deseado dentro de los campos de fuerza del consciente, el resultado último del enfrentamiento positivo es una integración más profunda y satisfactoria de las personalidades y la posibilidad de un mayor progreso espiritual.

El ánima

Por el lado positivo el ánima ayuda al hombre a encontrar su verdadera pareja; le ayuda a ahondar en los hechos escondidos en el inconsciente, tanto personal como colectivo, lo pone en armonía con sus valores internos y por tanto, le asiste en su evolución actuando como guía hacia el mundo interior del ser.

Este aspecto de la personalidad se desarrolla en los primeros años de vida. La Dra. Marie-Louise von Franz, una de las discípulas más allegadas de Jung, explica esto mejor en *Man and His Symbols*. El ánima se modela poco después de percibir a la madre del varón. Si la influencia de la madre es negativa:

...su ánima se expresará a menudo como irritable, depresiva, insegura, dubitativa y susceptible. (No obstante, si él es incapaz de sobreponerse a los embates negativos sobre sí mismo, puede servir para reforzar su masculinidad.) Dentro del alma de tal hombre la figura negativa madre-ánima repetirá eternamente esta frase: "No soy nada. Nada tiene sentido..." estos "estados de ánimo" del ánima ocasionan una serie de incapacidades, temor a las enfermedades, a la impotencia o a los accidentes. Toda la vida se torna en algo triste u opresivo. Estos estados de ánimo oscuros pueden incluso incitar al hombre al suicidio, en cuyo caso el ánima se convierte en un demonio mortal.

Si la relación de un hombre con su madre ha sido demasiado fuerte, el ánima puede hacer de él un hombre demasiado afeminado para su cultura o tan débil que puede caer víctima de una mujer. Frecuentemente el ánima puede salir a la superficie del hombre en forma de observaciones críticas o "viperinas". Los hombres a los que les gusta chismorrear como a las viejas pueden ser incluso más ponzoñosos que el sexo opuesto. En un momento como ése están sufriendo de una invasión del ánima.

De cualquier forma, como Franz afirma:

Las manifestaciones más frecuentes del ánima toman la forma de fantasías eróticas. Los hombres pueden nutrir sus fantasías viendo películas y espectáculos de *strip-tease*, o cayendo en la ensoñación mediante material pornográfico. Este es un aspecto crudo y primitivo del ánima, que se vuelve compulsivo sólo cuando el hombre no cultiva sus relaciones sentimentales suficientemente, cuando su actitud hacia a vida sigue siendo infantil.

El ánimus

Igual que el hombre se ve influido en la vida del ánima por su madre, la mujer se ve afectada por el padre. El ánimus de una mujer le causa sentimientos de poder, frialdad, obstinación y fuerza, incluso en los especímenes de apariencia más femenina. Sin embargo, el ánimus no suele expresarse en fantasías eróticas, ya que para la mujer no ejercen la misma atracción las fotografías de hombres como lo harían en los hombres. En vez de eso, como expresa Franz: "uno de los temas favoritos que el ánimus repite sin cesar en la mente de las mujeres de este tipo sería algo así: *lo único que deseo en el mundo es amor y él no me ama* o *en esta situación hay sólo dos posibilidades y las dos son igualmente malas.*" También éste se puede convertir en un "demonio de la muerte". Una mujer manejada por su ánimus puede empujar a su esposo o a sus hijos hacia enfermedades, accidentes o incluso la muerte. El ánimus, igual que el ánima del hombre, puede paralizar sus sentimientos y decirle a la mujer: "no tienes esperanzas. ¿Qué caso tiene intentarlo? No tiene sentido hacer nada. La vida nunca mejorará."

Von Franz añade: "el ánimus no solamente tiene cualidades negativas como la brutalidad, la osadía, la charlatanería y las ideas solapadas, obstinadas y malvadas. También tiene un lado muy valioso y positivo; también puede construir un puente hacia el ser mediante la actividad creativa."

De los dos, el lado negativo del ánima parece peor que el del ánimus. Progoff señala: "Jung afirmó que cuando en una mujer suelen mostrarse rasgos masculinos éstos salen de una forma inadaptada. Cuando el lado femenino sale a flote en un hombre sucede de un modo mediante el cual el inconsciente domina las actitudes conscientes e introduce sus efectos desagradables."

Ponerse de acuerdo con el ánimus/ánima

Antes de poder lograr la integridad por medio de esta vía, todo el mundo debe llegar a un acuerdo con su ánimus o ánima. El trato con el hombre o la mujer interior ayuda a demás a tratar con el mundo exterior. Que a un hombre se le aparezca en sueños una sola ánima de cara blanca, o a una mujer numerosos hombres sin rostro, es una buena señal. Indica que la vieja sombra del ser, que es del mismo sexo que el que sueña, se ha puesto a un lado y ha sido reemplazada por el ánima o el ánimus. Los efectos desagradables de tratar con estos componentes de la personalidad cuando emergen por primera vez son sólo temporales. Progoff nos da muy buenas noticias de ello al decir que:

> ... el surgimiento del ánima o el ánimus como un factor autónomo significa que se puede comenzar el reajuste creativo de la psique. La figura del ánima tiende con el tiempo a identificarse con el inconsciente como un todo. Los primeros efectos son desagradables, pero los aspectos ulteriores implican el proceso mediante el cual el inconsciente llega a un acuerdo con el consciente. Sólo se puede lograr la integración de la personalidad *a través* del ánima o el ánimus ya que son la personificación autónoma del inconsciente en un hombre o una mujer.

La recompensa de enfrentarse al ánima/ánimus es el encuentro con el ser. La Dra. von Franz hace también la observación de que "si un individuo ha luchado a brazo partido durante un tiempo gravemente largo con el problema del ánima (o ánimus) como para que ya no se sienta identificado con él, el inconsciente cambia de nuevo su carácter dominante y aparece en una nueva forma simbólica representando el ser, el núcleo interno de la psique."

Debe hacer una excepción a las teorías de Progoff y de von Franz. La integración de la personalidad involucra al ánima/ánimus, pero no es necesario que se libre una batalla en el nivel consciente si el que busca la integración ha ofrecido su ser como un canal; en ese caso ya se ha separado de la identificación del ánima/ánimus y el ser —la esencia— tiene libertad de surgir cuando lo desee.

Completar el círculo

Aunque uno lo consiga convirtiéndose en un canal o luchando con la sombra y el ánima/ánimus, el resultado es la vuelta al absoluto original. La forma elíptica o de huevo de la psique se convierte en una esfera, un círculo y la persona se vuelve un círculo completo; auto realizada, holística, individual y sintetizada, después de haber finalizado el proceso.

Éste es el punto que usted ha alcanzado ya está listo para completar el círculo, si es que no lo ha hecho ya. Jung, en *Analytical Psychology* identifica las compensaciones que se acumulan en una persona cuando está totalmente integrada. Dice:

> Cuando el inconsciente reúne al varón y a la hembra las cosas no tienen una distinción total y ya no se puede decir si son masculinas o femeninas... El conflicto se acaba y todo vuelve a estar en su estado original de armonía sin distinciones. Se encuentra esta misma idea en la filosofía china. La condición ideal es denominada Tao y consiste en una armonía total entre el cielo y la tierra... Por un lado es blanco con un punto negro y por el otro es negro con un punto blanco. El lado blanco es caliente, seco, un principio ardiente y representa el sur, y el lado negro es frío, húmedo, principio oscuro, y representa el norte.

Esta fusión de masculino y femenino, luz y oscuridad, norte y sur se conoce como el yin y el yang. En *I Ching: The Chinese Book of Changes* Clae Waltham explica: el yin es "oscuro, lunar, la Gran Oscuridad, débil, femenino, la tierra, suave" y el yang es "brillante, solar, la Gran Luminosidad, fuerte, masculino, el cielo, duro." El yin y el yang se combinan formando el Tao, el símbolo de la totalidad y la integridad. Nadie puede convertirse en un todo hasta que se funde lo masculino y lo femenino que existe en su interior. La fusión se muestra en el círculo del Tao; es la unión firme y suave de la oscuridad y la luz, estando la oscuridad horadada por un punto de luz y la luz manchada por un punto de oscuridad.

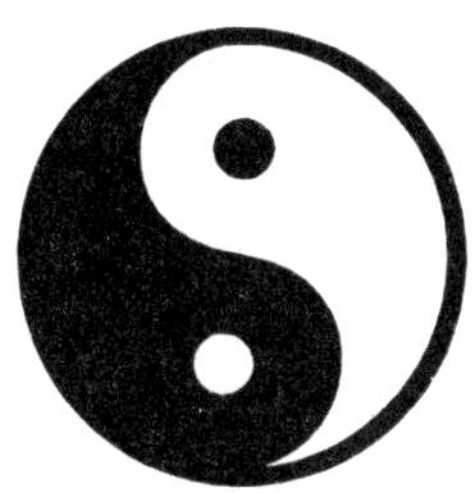

El símbolo del Tao y sus partes separadas funcionan en todos los niveles. En la enorme sociedad del mundo lo masculino y lo femenino se complementan mutuamente formando el círculo del mundo que conocemos como globo terráqueo. A escala inferior en el microcosmos del ser humano se presentan igualmente lo masculino y lo femenino. Los yoguis lo describen como el pingala, lo masculino, y el ida, lo femenino, que ascienden a través de los chakras para entrelazarse en la espina formando el kundalini. Los orientales han sabido durante siglos lo que los occidentales están aprendiendo apenas ahora: para lograr la integración total tiene que existir la interacción entre lo masculino y lo femenino.

Sin embargo, gran parte de nuestra cultura hace hincapié en la separación de los sexos; somos uno junto con el género opuesto y por ello ni el machismo ni el feminismo deben teñir nuestra actitud. Ni tampoco se debe criticar o juzgar al sexo opuesto ya que los defectos que encontramos pertenecen en realidad a la deplorable mujer o el malvado hombre que existe en nuestro interior y que proyectamos en los demás.

Las negatividades psíquicas

Antes de empezar la meditación planeada para este punto de su evolución se debe considerar un aspecto más del inconsciente personal y colectivo. Es el resultado de haber alcanzado el inconsciente en los dos niveles y que puede ser bueno o malo dependiendo de cada individuo. Como uno de los *illuminati*, usted es un hijo de la luz y desea sólo lo mejor para sí mismo y el mundo. Cuando explore su inconsciente personal debe ser buscando la luz. Por lo tanto, no ha de temer a lo que se denomina obsesión o posesión. Su esencia nunca le obsesionará ni le poseerá ya que el poder supremo que es la luz interior funciona con absoluta libertad y le da la capacidad de elegir en todo momento. Pero las personas que tienen intereses egoístas y malignos hacia los demás se pueden volver lo que suele llamarse poseídos u obsesionados, aunque estos términos sólo explican los resultados psicológicos. En realidad, no hay demonios que invadan el cuerpo y lo dobleguen, y la "posesión diabólica" es un malentendido. Los que demuestran tal posesión son en realidad personas que se han adentrado en su inconsciente personal y han sacado todo su contenido negativo, la basura psíquica que contienen en su interior.

Los fenómenos anormales

A continuación han ido más allá del inconsciente personal y se han adentrado en el inconsciente universal y con ello, debido a sus inclinaciones, han atraído todas las negatividades y suciedad del Universo. La señales de la "posesión": hablar en lenguas extranjeras, levitación de objetos o personas y los demás fenómenos que pueden ocurrir cuando se está en ese estado, proceden del mismo inconsciente universal y se manifiestan también en los que buscan la luz. Los fenómenos en sí no son malignos. Son atributos naturales y sanos que se pueden utilizar correctamente y para el bien. Sin embargo, se pueden usar también con fines egoístas y con inclinaciones negativas por las personas que desean obtener poder o revancha o para privar a sus congéneres de sus derechos humanos.

Por este motivo ha trabajado usted con la finalidad de eliminar las negatividades de sus actos y pensamientos conscientes y ha buscado la luz en las meditaciones. A medida que vaya progresando será capaz de usar todo el conocimiento del inconsciente universal para su propio bien y el del mundo. Podrá entrar en la mente universal igual que los santos lo han hecho desde hace muchos años.

La quietud mental

Para ayudarse a alcanzar el estado en donde podrá consultar el conocimiento universal, comience su meditación. En este momento no trabaje en ningún otro proyecto, como la predicción o el envío de energía a los demás. Comience con una oración y después deje la mente completamente en blanco. Intente dejar la mente en blanco; si un pensamiento se cruza no luche ni se resista, más bien déjelo pasar y suave pero firmemente vuelva a poner la mente en blanco. Cuando perciba una nueva escena o cuando pensamientos completamente nuevos fulguren a través de su mente no intente sostenerlos ni contemplarlos, déjelos ir tal como vinieron ya que estará recibiendo la imagen o pensamiento del inconsciente colectivo.

La meta es dejar la mente en un silencio absoluto y retener esta quietud el mayor tiempo posible. Ésta es la verdadera meditación y todos sus deberes, como mejorarse o ayudar a los demás puede dejarlos para otro momento, sobre todo para los momentos conscientes. A medida que persevere podrá mantener sus momentos de silencio durante minutos y después los minutos se convertirán en una hora de meditación profunda, relajante y fructífera. Durante este periodo entrará en contacto con su esencia y ella le guiará, a salvo, hacia el inconsciente colectivo, desde el cual usted saldrá con nuevas capacidades e inteligencia. Busque la luz. Trabaje en la luz y será iluminado en todo momento de su vida.

17

Trabajar con los sueños

La integridad es una actividad que requiere todo su tiempo. En los capítulos anteriores aprendió cómo manejar las actividades conscientes reformando su personalidad con la ayuda de las meditaciones. En este momento vamos a investigar la tercera parte de nuestra vida, que normalmente dejamos de lado, las horas que pasamos dormidos y en las que pensamos que estamos "muertos para el mundo". En realidad no existe tal muerte, y el dormir, también, cae dentro de las leyes psíquicas de causa y efecto y puede proporcionar claves importantes para nuestro desarrollo.

Nuestra cultura ha ignorado el estado de sueño creyendo que al dormir se pierde el contacto con el mundo "real" mientras que se refresca la mente, el cuerpo y el espíritu en preparación para el siguiente encuentro con la "realidad". Los hechos indican lo contrario. Las siete u ocho horas nocturnas en las que el ego descansa son en potencia las más fructíferas del día ya que en ellas el subconsciente puede revelar mensajes muy significativos que escapan a las horas de vigilia. Estos mensajes se trasmiten en los sueños y suelen venir en lenguaje simbólico, el cual se debe interpretar según cada persona.

Afortunadamente no hemos de aceptar de oídas el hecho de que todo el mundo sueña. Todos soñamos durante un periodo más largo a una siesta momentánea. La ciencia confirmó esta verdad tan sospechada en 1953 cuando Eugene Aserinsky, estudiante del famoso experto en sueños, el profesor Nathaniel Kleitman del Departamento de Psicología de la Universidad de Chicago, "advirtió que los ojos del bebé se mueven rápida y agitadamente bajo los párpados cerrados durante cortos periodos del sueño. Reportó este descubrimiento a Kleitman y juntos decidieron extender su estudio al sueño de los adultos para descubrir si se observaban los mismos movimientos rápidos de ojos, y si era así, cuál podría ser su significado", tal como reseña la Dra. Ann Faraday en su libro *Dream Power*.

Los movimientos rápidos de ojos, más adelante denominados REMs, suceden cuando se alcanza el estado alfa de la actividad cerebral, entre ocho y trece vibraciones por segundo: el estado ideal de una meditación provechosa. Faraday relata que Aserinsky y Kleitman continuaron su investigación e hicieron:

...el asombroso descubrimiento de que durante el curso de siete u ocho horas de sueño normal había de *cuatro* a *cinco* periodos de "emergencia" de los estados profundos de sueño hasta la etapa 1. Encontraron que cuando el sujeto se quedaba dormido pasaba rápidamente a la etapa "descendente" 1, quedando aproximadamente cinco minutos en esta etapa antes de progresar rápidamente a través de las etapas 2, 3 y 4 de sueño cada vez más profundo. En la etapa 4 se podía estar media hora o más antes de ascender a las etapas 3 y 2 del primer periodo de la etapa "ascendente" o "emergente" 1. Normalmente no duran más de unos cuantos minutos antes de volver a emprender el camino descendente hasta el sueño profundo.

Durante este segundo ciclo tal vez no se alcance la etapa 4, pero si es así, se pasa mucho menos tiempo que durante el primer ciclo. Entonces se asciende una vez más a la etapa 1, pasando esta vez quizás veinte minutos o más antes de comenzar de nuevo el camino descendente hacia el sueño profundo. Este ciclo descendente y ascendente se repite en ciclos durante toda la noche cada noventa minutos aproximadamente. Los periodos de la etapa 1 se hacen progresivamente más largos y las etapas 3 y 4 se hacen cada vez más cortas a medida que se aproxima la mañana. Hacia el final del periodo de sueño la persona pasa la mayoría del tiempo en las etapas 1 y 2.

Se debe recalcar que lo que se ha explicado es el procedimiento idealizado del ciclo del sueño. Los patrones de sueño reales varían dependiendo del individuo, o en la misma persona varían de una noche a otra. Pero se mantiene el hecho de que la naturaleza cíclica del sueño no ha dejado de aparecer, por lo general, en los miles de sujetos que han tomado parte en los experimentos de sueño de todo el mundo durante las dos décadas pasadas. Parece tratarse de un mecanismo estructurado dependiente de algún ritmo biológico del organismo.

Stanley Krippner y Montague Ullman del Maimonides Dream Laboratory del Maimonides Medical Center de Brooklyn confirmaron el hecho de que todo ser humano sueña regularmente y, lo que es más, si se carece del sueño, se pueden tener graves problemas psicológicos. Desde el momento en que los científicos reconocieron que todo el mundo sueña el problema fue saber qué hacer en caso de que no nos acordemos de lo que soñamos y que no seamos capaces de recordar un contenido en particular de un sueño que nos ayudaría en nuestro crecimiento psíquico.

Usted está preparado para interpretar los sueños. Es análogo al aprendizaje de la lectura; la meditación es el alfabeto o el sistema fónico que le ha enseñado a identificar las letras o los sonidos. A través de unos cuantos símbolos universales (como el círculo, el cuadrado o el triángulo) usted ha aprendido a combinar las letras o sonidos básicos con la finalidad de componer palabras como "niña", "niño" o "correr" mediante la asociación de estas palabras con dibujos. Ahora usted está preparado para empezar su primer libro de lectura y, como ocurrió cuando tuvo que aprender a leer, tendrá que ir despacio al principio e irá construyendo un vocabulario simbólico mediante los símbolos más sencillos, hasta que pueda manejar los mensajes más complejos o elaborados de su subconsciente. Esto lleva tiempo, así que no espere convertirse en un experto en sueños de la noche a la mañana.

Cómo recordar los sueños

Es sencillo aprender a recordar los sueños. Dígase antes de quedarse dormido que va a recordarlos. Tenga papel para escribir al lado de la cama además de una lamparita que pueda prender fácilmente para facilitar la escritura, a menos que tenga la rara habilidad de escribir legiblemente en la oscuridad. Rece una oración y reitere las instrucciones a su subconsciente para recordar los sueños.

Si se despierta durante la noche piense inmediatamente en lo que estaba soñando y recuérdelo. Si duerme seguido hasta la mañana, cuando se despierte quédese acostado en la cama y piense en lo que soñó. No haga movimientos repentinos ni ponga los pies en el suelo hasta que no haya recordado los sueños lo más completamente que pueda. Escríbalos. Si se despierta y no recuerda nada haga una meditación ligera y pregunte a su esencia el contenido de los sueños. Déle una orden firme. Si eso tampoco funciona no se desaliente. Puede que tarde un par de noches en romper su antiguo hábito de no recordar los sueños y reprimir su psique, pero al cabo de unos días recibirá algunos mensajes. Escríbalos en un papel (más adelante podrá usar una grabadora, cuando los detalles sean muy abundantes) y guárdelos. Al principio se recomienda un diario de sueños por escrito ya que podrá referirse a menudo a sus sueños para aprender qué significan sus símbolos personales. Cuando comience a escribirlos sus sueños le aturdirán por su falta de significado aparente, pero al cabo de unos días empezará a vislumbrar un patrón y los comprenderá. Recuerde que usted tendrá sus propios símbolos particulares. Los símbolos universales, por supuesto, surgirán, pero también estarán sujetos a su interpretación personal, así que no necesitará ni usará ningún libro para interpretarlos. Su esencia le proporcionará todos los datos que necesita para su interpretación. Déle tiempo para que se aclare. Pídale que repita el mensaje si no lo ha entendido y prepárese a recibir el mismo mensaje de forma diferente. Encontrará el conocimiento de los símbolos universales que será de una ayuda enorme para establecer su simbología personal y ese conocimiento, junto con el sentido común, serán suficientes. Si no está versado en los símbolos universales no importa. Puede descubrir lo que necesita saber mediante la repetición de los símbolos recordados en su diario de sueños junto con una explicación de algunos de los más importantes que abordaremos en breve.

La Dra. Ann Faraday sugiere un ejercicio para ayudar a recordar los sueños:

Recuéstese en la cama pero mantenga los brazos en posición vertical y en equilibrio sobre los hombros para que se mantengan levantados con un mínimo esfuerzo. Puede entrar en un estado hipnótico profundo con facilidad de este modo, pero en cierto punto el tono muscular disminuye, los brazos se caen y le despiertan. Escriba inmediatamente lo que le haya pasado por la mente justo antes de despertarse. Los resultados pueden ser sorprendentes e incluso le pueden proporcionar un material muy útil para la interpretación.

David Graham, en *Dream Your Way to Happiness and Awareness*, sugiere lo siguiente:

Primer paso: Tome una siesta. Ahora yo podría decirle que se relajara, pero la mayoría de las personas se ponen tensas al preguntarse si se habrán relajado lo suficiente. Todos solemos tomar una siesta de vez en cuando. No tiene mayor misterio. Y no se puede dormir la siesta sin relajarse.

Segundo paso: Póngase un freno. Vamos a tomar esta siesta para un propósito específico y no procedería ponernos a roncar con tanto entusiasmo que pasemos por alto el nivel del sueño onírico. Hemos de sostener el nivel deseado sin interrumpir la acción. Así que descanse boca arriba con un brazo doblado por el codo y la mano dirigida hacia el techo. No es difícil mantener la mano en esta posición, ni resulta incómodo. Cuando entre en el nivel alfa ni siquiera será consciente de su brazo —a menos que se deslice hacia atrás— en cuyo punto el brazo doblado empezará a bajar. Probablemente será un movimiento casi imperceptible, pero suficiente para devolverle al otro nivel y no tanto como para despertarlo.

Tercer paso: Busque un aliciente. Algo que verdaderamente pique su curiosidad y le haga hacerse preguntas. Una ventana. Si mira a través de la ventana, ¿qué verá? ¿Un jardín? ¿Un patio? ¿Hay gente? La ventana ¿está abierta o cerrada? Pruebe con un camino. ¿Está pavimentado o es un camino rústico? ¿Hay otros viajeros o está usted solo? ¿Cómo es el paisaje que rodea el camino? ¿Es de día o de noche? ¿Hacia dónde se dirige?

Cuarto paso: Observe todos los detalles que pueda retener en la cabeza. Esto forma parte en realidad del tercer paso, pero es tan importante que se merece su propio encabezamiento. De hecho, dudo seriamente que la técnica funcione si pasa por alto este paso. Esta detenida observación de los detalles es la que empuja hacia dentro su mente externa, lejos de las distracciones mundanas y hacia el nivel alfa o a un nivel tal vez más profundo. Si no se concentra en los detalles de las imágenes presentadas por su mente interna la mente externa se quedará oyendo el tic tac del reloj, el coche que pasa, el avión que vuela bajo, y usted sencillamente no podrá estar en el nivel adecuado para trabajar que tanto ansía. *¡Observe todos los detalles!*

Quinto paso: Probar, probar, uno-dos-tres. Esto no es lo que se llamaría un hecho científicamente establecido, pero yo utilizo un pequeño examen periódico acerca de las experiencias del sueño que, hasta donde yo sé, me da una prueba razonable de si estoy o no en el nivel alfa. Intento cambiar algo de lo que presenta la mente interior. Por ejemplo, en vez de ver una puerta de color rojo brillante en el pasillo de mi mente decido que la prefiero de color azul pálido. La puerta se estremecería y el color fluctuaría para después mantenerse de color rojo. Para mí esto indica que mientras la mente exterior está activa y participando en la experiencia, la mente interior tiene el control de la acción. Eso es de lo que se trata; se pretende obtener información de la mente interior ya que la mente exterior está siempre dispuesta a racionalizarla o distorsionarla. Este pequeño examen me revela, en ese momento, que la mente exterior no puede realizar sus trucos.

Sexto paso: Seguir la acción. Una vez que ha descendido al nivel alfa y las pruebas le demuestran que su mente interior está en el asiento del conductor (aunque muchas veces la mente exterior muestre la licencia de manejo desde el asiento de atrás) usted puede dejar fluir lo que la mente interior le presenta. No necesita darle una estructura; de hecho, si puede, no esté presente. Su mente exterior le da la oportunidad de seguir los pasos anteriores. Su mente interior responderá llevándole a una aventura que le instruirá, le informará y le intrigará. No se preocupe por la forma que tome la aventura. Su mente interior es bastante capaz de darle un mensaje con sabiduría y certeza mediante algunos de los simbolismos más misteriosos así como con frases literales. Y la mente interior tiene la capacidad de presentarle información sobre usted de una manera mucho más objetiva que la mente exterior.

Graham también recalca la importancia de tomar notas tanto en la siesta como en los sueños regulares para que pueda llegar a dominar los códigos oníricos.

Se recomienda también rezar una oración al principio y al final de la siesta. La oración libera la mente de negatividades y le da ocasión de soñar de un modo constructivo y positivo. No obstante, lo mismo se aplica a cualquier estado de sueño. Debe seguir trabajando diariamente en la luz y dormir en la luz para su comodidad y protección.

Los anteriores ejercicios están ideados para ayudarle a recordar y no para sustituir las imágenes del sueño profundo que le serán de mucha más utilidad. En los sueños de su descanso nocturno regular su subconsciente es más libre para recordarle sus condiciones de la vigilia avisándole cuando está a punto de cometer un error y guiándole hacia un más alto nivel de desarrollo. Una vez que haya dominado sus símbolos personales no se sorprenda si empieza a soñar de una forma clarividente o precognitiva; esto sucede porque su esencia, el Dios que está dentro de usted, sabe lo que está pasando en todo el mundo y a toda hora. Es, como señaló Jung, capaz de armonizarse con el inconsciente universal y puede informarnos de inmediato sobre alguien distante o avisarnos sobre lo que va a suceder en el futuro. Entramos en contacto con nuestra esencia a través de la meditación, pero no debemos ignorarla durante la vulnerable tercera parte de nuestra vida en la que nos puede abordar espontáneamente para ayudarnos. Trabaje con sus sueños tan a menudo como trabajó con la meditación y con las mismas precauciones: *busque lo que es mejor para usted y no interfiera con la libre voluntad de los demás, y desee que toda la humanidad se beneficie con su esfuerzo.*

Tipos de sueños

Cuando empiece a recordar los sueños con lujo de detalles debe recordar que no todos tienen la misma importancia. Podemos clasificarlos en cuatro tipos generales: digestivos, físicos, psíquicos y espirituales, en orden de mayor importancia.

Sueños digestivos

Los sueños digestivos son los que normalmente tienen lugar de una a cinco horas después de haber sobrecargado el estómago con comida. Reflejan el intento corporal de asimilar lo que haya comido y tienen muy poco significado. Ya que es más probable que ocurran en las primeras horas del periodo de sueño no se suelen recordar a menos que nos despertemos prematuramente. Soñar que se va al baño también cae dentro de esta categoría, pero en este caso el sueño indica que usted se debe levantar y liberar a su organismo de la carga.

Sueños físicos

Los sueños físicos proceden de las preocupaciones, tensiones y temores que las personas acumulan durante sus horas conscientes. Al igual que los sueños digestivos son una mezcolanza de sucesos y poco fidedignos. Si usted se acuerda de alguno no se preocupe. Emanan de las enfermedades o de alguna negatividad que no ha podido eliminar y lo único que debe tener en cuenta de ellos es el tratar de eliminar el problema que los ocasiona. Por ejemplo, si sueña que le despiden de su puesto laboral el sueño fue ocasionado por la preocupación y no es un pronóstico de lo que va a suceder.

Pesadillas

Las pesadillas caen dentro de esta categoría. Son resultado de un sentimiento de opresión o de vivir en un ambiente hostil. Si sufre de pesadillas —lo que es extremadamente desagradable ya que se supone que usted ha doblegado sus negatividades— o conoce a alguien que las tiene, vuelva a examinar su situación. Revise los problemas de su vida diaria, o los de dicha persona, mediante la meditación y póngalos en manos de su esencia. Pídale la fortaleza para aceptar lo que está sucediendo en su vida consciente y que no es capaz de cambiar. Pregúntele qué es lo que se supone que debe aprender. Bendiga esa situación. Diga algo como esto: "Soy hijo de

Dios. Nada malo me ha de pasar ya que Él está conmigo esté despierto o dormido. Doy gracias a Dios por su amor y protección y por corregir mi situación." Durante sus horas de vigilia asegúrese de pensar únicamente de manera positiva. Bendiga su desafortunada situación y a los que están involucrados y deje de poner un énfasis negativo lo cual sólo puede empeorarlo.

Si sueña que es cazado por alguna criatura dése la vuelta y enfréntese a su perseguidor. Sea un hombre o una bestia el enemigo se tornará en algo dócil que podrá manejar o incluso en algo amistoso y bueno para usted. Si no ha podido establecer un control sobre sus sueños revise la pesadilla durante el día o cuando esté meditando y escriba usted mismo un final feliz. El sueño es una manifestación del inconsciente así que si no le gusta su resultado puede poner en funcionamiento su subconsciente para modificarlo. Las pesadillas no son necesarias para los que trabajan y piensan en la luz.

Sueños psíquicos

Los sueños psíquicos y espirituales son los que podrá recordar más fácilmente en los periodos de sueño más cercanos o que son lo suficientemente importantes como para despertarlo de un sueño profundo y recordarlos con detalle. Son ricos en imágenes, suelen ser tridimensionales y llenos de colorido, distinguiéndose por ello de los físicos o digestivos. Tienen lugar sobre todo en las personas que están en armonía con el color de su vida; los que no son tan observadores pueden tener sus sueños en blanco y negro, pero de todos modos con más detalles que los tipos de sueños menores y de poca importancia.

Los sueños psíquicos pueden prevenirnos acerca de sucesos del porvenir o asistirnos en nuestra vida diaria. Si sueña con la muerte, por ejemplo, no debe tomar el mensaje literalmente. Lo que le está diciendo su psique es que algo de su vida presente está acabando y será reemplazado por algo mejor. Un sueño sobre su nacimiento no es necesariamente una señal de que vaya a nacer un niño sino que algo nuevo está por llegar a su vida en un breve espacio de tiempo. Un sueño acerca de un automóvil que se estrella probablemente le está previniendo de que cuide su salud aunque también puede advertirle que no está poniendo cuidado en sus propiedades. Si sueña con un accidente no le hará daño poner más atención al conducir en los siguientes días aunque el mensaje más probable sea el prevenirlo de realizar acciones que lo conducirán al desastre en su vida emocional o de la forma de responder a las situaciones diarias.

En cualquier caso las figuras que aparecen en sus sueños lo representan a usted. Todo sueño se refiere a usted, así que si sueña con un maestro que le está regañando por alguna fechoría, sepa que ese maestro es la parte de usted mismo que se identifica con alguna *característica* de otra persona y que *usted* es el maestro, no solamente el pupilo.

Sueños espirituales

Los sueños espirituales son aquellos en los cuales algún individuo sabio imparte cierta información o los que están relacionados con algún tipo de enseñanza con otros grupos de personas. Si un pariente o amigo se dirige a usted en un sueño con cierta información póngale mucha atención. Él o ella puede estar diciéndole algo acerca del futuro. Si una figura vestida de luz se aparece y le da alguna información asegúrese de recordar lo que le diga porque será para su propio bien. Muchas almas avanzadas sueñan que van a la escuela mientras están dormidos y en su diario de sueños pueden registrar los detalles de la escuela así como las instrucciones que recibieron. Estos son los sueños espirituales más beneficiosos ya que indican que el que sueña está trabajando durante la noche a fin de reunir el conocimiento necesario para los momentos de vigilia.

Los signos y símbolos que se encuentran en los sueños más importantes deben interpretarse individualmente aunque algunos están basados en el lenguaje universal y se podrían mencionar antes de que abordemos los que se aplican solamente a usted y que por ello requieren de una interpretación específica. Por ejemplo, podemos estar tranquilos ante un sueño que tenga símbolos de integridad como piedras, (joyas o de cualquier otra clase), parejas y mandalas.

Las piedras tienen un significado religioso; la búsqueda de la piedra filosofal por los alquimistas renacentistas fue realmente una necesidad religiosa además del intento de cambiar la base de los metales en oro. Los alquimistas solían ser adivinos que buscaban la clave de los secretos del Universo, místicos religiosos en busca de Cristo, la "perla invaluable". Para la mayoría de los sueños las piedras significan Dios.

Un sueño sobre un rey y una reina u otro tipo de pareja real significa que las mitades separadas del sujeto que sueña se han unido, como los elementos femeninos y masculinos que se combinan para formar un solo individuo e indican que el aspecto negativo del ánimus/ánima ha sido vencido. Jung se refiere a la "pareja real" como un símbolo onírico de aproximación hacia la integración de la personalidad.

La Mandala en sueños

La palabra *Mandala* procede del sánscrito y significa círculo, en particular un círculo mágico. En el mundo oriental los grandes planos de los templos suelen tener forma de mandalas, al igual que los dibujos pintados en el templo durante los días festivos religiosos. En el centro de la mandala hay siempre un dios o el símbolo de la energía divina, el rayo. Alrededor de este círculo hay un claustro con cuatro puertas que representan las puertas del mundo. Más adelante un jardín rodeado por otro círculo, la circunferencia exterior. Sin embargo, tal vez usted no vea algo tan elaborado. Si tan sólo sueña con un círculo sabrá que la salud y la integridad se avecinan y el proceso de convertirse en un todo ha llegado a su fin. En el mundo occidental pensamos que el ideal lo representa el Jardín del Edén y Carl Jung, en *Ego and Archetype*, de Edward F. Edinger, describe un legendario lugar que tiene "cierta forma de mandala con cuatro ríos que fluyen de ella y el árbol de la vida en el centro. El jardín-mandala es una imagen del ser y en este caso representa la unidad original del ego con la naturaleza y la divinidad. Es el estado inicial, inconsciente y animal de ser uno con el propio ser. Es un paraíso porque no ha aparecido la conciencia y por lo tanto no existen los conflictos. El ego está dentro del vientre del ser." Por tanto, si sueña con un jardín circular, el mensaje será incluso más claro que si sueña simplemente con un círculo.

La historia del Jardín del Edén es importante para nosotros porque aprendemos sobre el origen de la conciencia. De modo similar nos percatamos, al analizar el mito, de que Adán era un andrógino antes de que fuese creada Eva de su costilla. La tarea del hombre y la mujer es reconocer estas cuestiones universales, aceptar la doble naturaleza masculina y femenina, la oposición y cooperación del consciente y el inconsciente y trascender los límites del cuerpo y la mente mediante el vehículo del espíritu. Al entrar en las profundidades, ya sea a través de la meditación o a través de los sueños, nos ponemos en contacto una vez más con nuestra integridad original y nos dirigimos hacia la meta de convertirnos en uno. Añadimos a nuestra técnicas de meditación las del análisis de los sueños. Nuestra mente no está separada de la de Dios. Tenemos claro que Él nos puede ayudar.

David Graham, en *Dream Your Way to Happinness and Awareness*, cita a Roy Eugene Davis, experto en yoga, meditación e imaginación creativa, que afirma que "los maestros de yoga enseñan que todas las cosas (toda manifestación cósmica) que están a este lado del aspecto no dual Absoluto de la Conciencia están teniendo lugar en la mente universal y son, por lo tanto, un sueño de Dios."

Prever el futuro en sueños

Aunque no estemos de acuerdo con los yoguis, los sueños se pueden percibir sencillamente como otra manera de darse cuenta de la presencia de Dios. Pueden darnos la clave o la respuesta a nuestros problemas. Si sueña con una persona y más tarde tiene una discusión con ella, por ejemplo, el sueño le estaba advirtiendo que tuviera cuidado. Se puede leer el futuro en los sueños y alterarlo durante las horas de vigilia. Existen numerosos cuentos acerca de las advertencias proféticas dadas a los padres sobre el peligro de accidente de sus hijos con el fin de advertirles de la catástrofe. Los sueños, según Jung en *Analytical Psychology*, "traen a la luz todo lo que sea necesario".

Suele haber un héroe en los sueños. En ocasiones, como explica Jung en *Analytical Psychology*, el sueño contiene un elemento universal que indica que el sujeto ha superado la capa del inconsciente universal y ha entrado en el colectivo, y su problema ya no es personal sino que tiene que ver con toda la humanidad. El héroe es uno ellos. Jung lo explica en *Man and His Symbols* como "un hombre poderoso o un dios humano que conquista el mal en forma de dragón, serpiente, monstruo, demonio, etcétera, y que libera a su pueblo de la destrucción y la muerte."

El héroe

Sea mito o realidad, el héroe varía según la época y la cultura. El héroe griego, por ejemplo, tenía unas cualidades especiales que lo diferenciaban del hombre común y lo hacían objeto de la envidia o la admiración. Tenía éxito en todo lo que emprendía pero también tenía una trágica falta en el carácter que incluía el defecto de la soberbia. Podía cometer un error de juicio, cuando su defecto le traicionaba, y entonces sufría un revés de la fortuna que le obligaba a expiar su pecado o error y de ese modo lograr la depuración conocida como *catarsis*. En la obra de Sófocles *Edipo Rey*, Edipo era un héroe semejante. No obstante, el mito del héroe no pertenece sólo al mundo clásico. Tiene lugar en todas las culturas: la egipcia, la hindú, la oriental, la esquimal, las indígenas americanas. Dentro de los pueblos de todo el mundo ocurre espontáneamente porque expresa un proceso psicológico básico. En *Analytical Psychology*, Jung identifica:

...las figuras del héroe, el redentor, el dragón (siempre ligado al héroe que ha de vencerlo), la ballena o el monstruo que se traga al héroe. Otra variación del tema del héroe y el dragón es la catabase... Recuérdese la Odisea en donde Ulises desciende *ad inferos* para consultar con Tiresias, el vidente. Este tema... se encuentra en todas partes en la antigüedad y prácticamente en todo el mundo. Expresa el mecanismo psicológico de introversión de la mente consciente hacia las capas más profundas del inconsciente. De estas capas se deriva el contenido de un carácter mitológico impersonal, o sea, el arquetipo, y así pues, yo lo denomino el *inconsciente colectivo* o impersonal.

Los héroes de los sueños modernos pueden parecer muy diferentes a los de los mitos, pero siempre son personas poderosas que logran vencer todos los obstáculos. Es más, somos nosotros mismos.

Por supuesto, el héroe va unido al monstruo contra el cual lucha. Para Jung, el héroe y el dragón eran figuras inseparables del mismo mito. Ahora y por lo general, nosotros interpretamos los sueños de dragones o serpientes como una confrontación con el mal, pero no necesariamente será éste el caso. Las serpientes malignas suelen estar representadas por la serpiente del Jardín del Edén, la cual se identifica con el principio del mal, pero incluso dentro de un contexto cristiano la serpiente no tiene por qué ser mala. Cristo dijo a sus discípulos "sed astutos como serpientes e inocentes como palomas" (mateo 10:16). Tomás Moro, autor en el siglo XVI de *Utopía*, concebía a Cristo, el salvador del mundo, como una "serpiente sagrada que devoraba todas las serpientes venenosas del infierno".

El caduceo

Los antiguos egipcios utilizaban una serpiente enroscada como símbolo de realeza. Asociaban la serpiente con la curación y la usaban como emblema del dios sanador, Toth, quien, según la tradición posterior, se convirtió en Hermes o Mercurio, el mensajero de los dioses. Otra conexión con la serpiente enroscada alrededor del báculo es el símbolo de Esculapio, el dios griego de la curación. El báculo utilizado por Toth y por Esculapio se denomina *caduceo* y resulta familiar pues es el símbolo actual y oficial del Cuerpo Médico de la Armada de Estados Unidos, la División Farmacéutica de la Marina y el Servicio de Salud Pública de Estados Unidos. También es símbolo de la Asociación Médica Norteamericana, la Organización Mundial de la Salud, los Servicios Médicos de la Fuerza Aérea de Estados Unidos y las armadas francesa y británica.

Por lo tanto, la aparición de una serpiente en los sueños no debe considerarse como algo atemorizante. En vez de eso, al igual que la mandala o el círculo simple, puede ser indicativo de una aproximación a la unidad del ser y de nuestra capacidad de ubicarnos satisfactoriamente en relación con el mundo.

Otro símbolo que se puede encontrar en los sueños, dada la importancia dentro de nuestra vida consciente, es el hombre dentro de un círculo y un cuadrado dibujado por Leonardo da Vinci. Este pintor florentino (1452-1519) dibujó un hombre con los pies juntos y las manos levantadas tocando el cuadrado que está dentro del círculo que lo rodea. Un segundo juego de pies y brazos está dibujado con los brazos a los lados y los pies separados, aunque sólo los brazos tocan el cuadrado y sólo los pies tocan el círculo, como si el sujeto intentara mantener el equilibrio en un plano inexistente. Este símbolo ha vuelto a aparecer en los tiempos modernos, por ejemplo como emblema de la Exposición de Montreal de 1967 en forma de una línea recta conectada a dos "piernas". Desde entonces, el símbolo ha desarrollado cabeza y brazos en forma de figura humana, mientras que el dibujo original de Leonardo se utilizó como logo para los medios de comunicación. Con el amanecer de la Era de Acuario, la figura humana ha progresado desde un emblema que representa "el hombre y su mundo" en Montreal al que indica la necesidad de regresar a la integridad de la vida consciente y onírica.

El signo de la cruz

También se puede reconocer la integración en los sueños mediante la aparición de una cruz, un símbolo antiguo y universal. La cruz egipcia, el ankh, tiene los brazos en la posición media, por encima de una línea recta y por debajo de un lazo que podría haber representado el anhelo que sentía esta antigua civilización por la integridad. Se puede hallar una cadena de cruces como ésta en representación del dios Thoth en el Gran Templo de Karnak.

Los griegos construyeron cruces con brazos de la **misma longitud** intersectándose en el centro como el signo aritmético de la suma. Después de que el cristianismo se asentó firmemente se reemplazó la cruz griega por la latina, en la que se alarga la línea vertical.

Naturalmente las demás fes religiosas tienen sus propios símbolos de unidad, como la estrella de David de los judíos o el Tao de los orientales, pero si cualquiera de ellos aparece en un sueño es un signo alentador.

Dado que los sueños envían sus mensajes a través de símbolos y arquetipos en lugar de mediante el lenguaje, y debido a que cada persona está dentro del inconsciente universal, los fenómenos de los mitos y leyendas de todas la épocas nos podrán ayudar a interpretarlos. Sin embargo, tal como apunta Erich Fromm en *The Forgotten Language*: "Si el que sueña es capaz de separar la parte racional del sueño de su velo simbólico o si necesita de la ayuda de un intérprete de sueños depende del grado en que su sabiduría esté representada en símbolos y de la fuerza de su poder de razonamiento." Usted ha desarrollado su poder de razonamiento y no necesitará de un ayudante para interpretar los sueños. Posee toda la información requerida para entender los símbolos universales más importantes y si pasa algún tiempo estudiando sus propios símbolos puede realizar este servicio por sí solo.

Puertas y escaleras

Su diario de sueños le proporcionará toda la ayuda que requiera. Por ejemplo, descubrirá que las puertas son algo importante, . Las puertas cerradas significan precisamente lo que son en la vida consciente: un bloqueo de algún tipo. Las puertas abiertas significan que tiene el camino libre para actuar. Tal vez sueñe con habitaciones; las habitaciones estrechas indican una situación de confinamiento en su vida y las de techos altos y espaciosas le amplían la oportunidad de crecer y expandirse.

Las escaleras serán de suma importancia dependiendo de si está subiendo demostrando que está ascendiendo en el mundo, o bajando significando que teme la pérdida de su estatus. La ropa también se usa como símbolo en los sueños y puede decidir por sí mismo lo que significa vestir con ropa nueva o raída. Por otro lado, los sueños con baño o de limpieza de algún tipo podrían ser señal de que es momento para que usted "limpie su proceder" o indicar que ya lo ha hecho.

Desde luego, tendrá sueños físicos y digestivos sin importancia y aprenderá a ignorar la mayor parte de su contenido. Son del tipo más informe y carente de lustre. Sus sueños psíquicos y espirituales, por otra parte, serán claros, bastante reales y a menudo con colores brillantes a fin de impresionarle por su importancia. Los sonidos y sensaciones con frecuencia acompañan los sueños importantes si es que en la vida diurna usted se siente inclinado hacia este tipo de sensaciones y sentimientos.

No necesitamos decir más. Su esencia manejará toda la situación y le guiará. Ella será su gurú. No necesitará buscar ningún otro maestro ya que ella le ayudará a entender los símbolos universales y los personales, le corregirá si empieza a fallar, y se asegurará de que usted continúe su camino hacia la integración.

Si no termina de estar seguro de si llegó a su integridad, la unificación del cuerpo, la mente y el espíritu que Jung llamó individualización, simplemente tiene que pedir al Espíritu Santo el don llamado "espíritu de integridad". Éste fue el consuelo que Jesucristo envió a sus discípulos después de haber ascendido hacia Dios. Bautizó a los discípulos con lenguas de fuego y les confirió varios dones, como predijo cuando se sentó en la sala elevada de Pentecostés. Pero el regalo no es sólo para los cristianos. Dios lo otorga a todo el mundo en todo momento. Nunca nos abandona.

Hacer peticiones

Igual que otras personas antes que usted, es posible que se pregunte por los dones descritos en el capítulo 1 de Corintios 12:8-10: sabiduría, conocimiento, fe, curación, milagros, profecía, percepción de espíritus, lenguas e interpretación de las mismas. Todos estos dones son suyos con sólo pedirlos. Estuvieron ahí desde los primeros miembros de la civilización occidental. Es más, todo ser humano que ha vivido o vive en la actualidad puede obtenerlos ya que en toda la historia de la humanidad no se nos ha añadido nada ni tampoco se nos ha privado de nada. Todavía se aplican las antiguas reglas: "Pedid y se os dará". "Esto y más haréis". La promesa sigue en pie. Tan sólo tenemos que pedirlo.

Para hacer una petición entre en meditación. Asegúrese de que se ha limpiado mentalmente de toda negatividad: odio, envidia o cualquier otra cosa que pudiera albergar en la profundidad de su ser. Ríndase a su esencia y diga:

> Padre celestial, lléname de luz.
> Otórgame los dones del Espíritu Santo
> para que pueda esparcir tu luz en la Tierra.
> Tuyos son el honor y la gloria, ahora y siempre.

Tal vez no note la diferencia inmediatamente pero cuando se eleven las palabras de su oración hacia Dios, Él vendrá.

A pesar de haber logrado la victoria de la integridad, depende de usted el disfrutarla. Ha desarrollado nuevos métodos de "visión", además de nuevas capacidades mentales después de haber leído y trabajado los ejercicios de este libro. Ha ampliado su mente y su visión aprendiendo qué actitudes son necesarias para la auto plenitud. Ha ejercitado la mente, el cuerpo y el espíritu volviéndolos a entrenar a fin de mejorar sus hábitos y por lo tanto exorcizando las emociones o hábitos que le impedían fundir las tres partes en un todo funcional.

Ha ampliado la mente y la visión gracias a la meditación. Aprendiendo a relajarse ha descubierto cómo decelerar sus ondas cerebrales hasta el punto en que es posible el pensamiento creativo y el aprendizaje es fácil. Lo que era esporádico y accidental se ha vuelto controlado y fidedigno. Y ha reforzado la meditación mediante la interpretación de los sueños.

Ha realizado su tarea muy bien, ha logrado la síntesis, la integración total. Y puede hacerla durar para siempre para estar dentro de los precursores y avanzados de la raza humana. Así pues, usted, como los antiguos cristianos, se puede beneficiar del espíritu de la frase: "sus hijos y sus hijas profetizarán y los jóvenes tendrán visiones y los viejos soñarán sueños" (Hechos 2:17).

Cómo dirigirse a Dios

Los requisitos para la profecía cambian vertiginosamente. Se puede encontrar evidencia de ello en la Iglesia Católica que está regresando el servicio a las congregaciones como fue durante los primeros siglos después de Cristo. Pero la Iglesia Católica no es la única y se cita sólo como ejemplo. Otras religiones están volviendo al "credo vivo de Dios". Y los individuos que no profesan ninguna religión buscan la suya propia. Cada vez hay más gente interesada en la iluminación así que no estará solo en su búsqueda y logros. El mundo que ha empezado a alterar cambiará de modo más rápido a medida que encuentre y trabaje con otras personas que también están motivadas hacia la luz. Estos individuos llegarán a su vida sin ningún esfuerzo por su parte. Conforme vaya ascendiendo a los niveles superiores atraerá a las personas que viven y trabajan en ese mismo plano. Cuando necesite ayuda para alcanzar el nivel siguiente le llegará de modo natural mediante individuos, libros u otros métodos de información, o de su propia esencia.

Lo peor de su lucha habrá acabado en el momento en que acabe con su anterior ser y aprenda lo fácil que es funcionar como el nuevo. Para algunos el proceso podría ser reversible. Todos estos años de condicionamiento cultural nos han enseñado a jugar las reglas de la sociedad y los que no hayan aprendido lo mismo que usted podrían ir hacia atrás rápidamente, incluso de la noche a la mañana. No debe temer que esto le pase. Desde el punto y hora en que está dispuesto a trabajar, a perseverar, a vencer lo peor de usted mismo con la finalidad de que pueda surgir una persona más buena y pura, sacará la fuerza de su interior y la usará para su propio bien y el del mundo.

Ya no ha de ser esclavo de sus negatividades: odio, avaricia, envidia, pereza, pasiones o cualquier otra que le ate; las ha sustituido por paz mental, pureza de alma y comunicación fructífera e inspirada con todo aquel con el que se encuentra. Vive felizmente, con amor y alegría. Sabe lo que debe hacer: el deber del momento. No espera fanfarrias en reconocimiento de su progreso. Es más, para el mundo exterior su situación y circunstancias podrían *parecer* las mismas aunque hayan cambiado. En el momento en que cambió se sintonizó con el flujo del infinito. Ahora nada ni nadie puede quitarle lo bueno de usted. Todo lo que necesite para su desarrollo será suyo, sea salud, fama o fortuna. Sus preocupaciones han cesado. Lo que le llegue de ahora en adelante, mientras continúe trabajando en la luz, será para el bien final. Por tanto, ha satisfecho las condiciones establecidas por Jesús para toda la humanidad: "Yo os digo: Pedid y se os dará; buscad y encontraréis; llamad y se os abrirá. Porque todo el que pide, recibe; el que busca, encuentra y al que llama se le abrirá" (Lucas 11:9-10).

Acepte las bendiciones de Dios y viva con amor, luz, paz y alegría.

18

Perfil de actitud 2

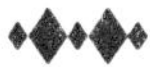

Usted puede cerciorarse de su crecimiento espiritual de dos maneras. Una es recopilar una nueva lista de temores y alegrías y compararla con la que hizo al principio del estudio. Se dará cuenta de que sus temores se han desvanecido mientras que sus alegrías se han incrementado en un índice elevadísimo.

El segundo método es seguir el perfil de actitud siguiente. Al igual que en el caso del primer perfil de actitud no hay respuestas correctas o incorrectas. Cada una simplemente reflejará la forma en que usted reacciona ante las situaciones. En este perfil también se le pide que elija la reacción primera o más usual ante las circunstancias, incluso aunque pudiera combinar algunas posibilidades o encontrar una mucho mejor solución. Escriba la letra de la respuesta que seleccione en el espacio provisto al final del cuestionario.

Perfil de actitud 2

1. Está de pie en la fila de un banco y dispone de suficiente tiempo para terminar sus asuntos. Sin embargo, una persona mayor que

está delante de usted le pregunta una cantidad innumerable de cuestiones al empleado del mostrador acerca de lo que suena como un simple depósito. Usted:

a. decide que en el futuro revisará la fila de clientes para determinar cuál es la que probablemente avanzará con más rapidez.

b. no dice nada porque ha habido ocasiones en las que usted también ha necesitado alguna explicación acerca de las transacciones monetarias.

c. observa lo que está pasando sin molestarse porque un breve retraso no vale la pena como para enojarse.

d. se pone cada vez más impaciente y le pide al gerente del banco que asigne empleados adicionales para atender a los clientes.

2. Está en una tienda donde una madre joven empieza a gritarle a su hijo. Usted:

a. está terriblemente ofendido por la conducta de la mamá y tiene ganas de irse de la tienda.

b. está molesto por la impresión y le gustaría preguntar a la mamá si podría ayudarla en algo.

c. con calma, intenta decidir qué clase de problema ocasionó que la mamá perdiera el control.

d. está enojado con la madre porque podría haber reprendido al hijo sin hacer una escena.

3. Le presentan a un candidato de su partido político que desea su voto en las elecciones. Al no tener ningún otro compromiso ni conocimiento de los demás candidatos decide que le apoyará:

a. si las promesas de su campaña suenan interesantes.

b. si las promesas de la campaña suenan lógicas y sinceras.

c. según la impresión que tuvo cuando le dio la mano.

d. si tuvo la impresión de que va a hacer un buen trabajo.

4. Ha invitado a algunos amigos a un espectáculo en el cual trabaja un miembro de su familia. El espectáculo es muy malo.

a. en el intermedio pregunta a sus invitados si les gustaría irse.

b. de alguna manera usted sabía que esto iba a pasar y le va a prestar más atención a esas percepciones en el futuro.

c. decide llevar a sus invitados a un buen restaurante para que después de todo la noche no sea una pérdida total para ellos.

d. ve el espectáculo sabiendo que están todos presentes para aprender algo importante.

5. Sale con un compañero que ha tomado mucho y empieza a insultarle. Usted:

a. sabe que está molesto con algo de sí mismo que usted le recuerda, así que ignora el insulto.

b. perdona el insulto ya que su compañero siempre le ha tratado bien antes.

c. sabe muy bien lo que su compañero siente por usted, así que el insulto no le molesta.

d. intenta llevar a su compañero a casa antes de que se ponga más destructivo.

6. Presta su disco favorito a un conocido y cuando se lo devuelve descubre que está estropeado. Usted:

a. sospecha que algo del disco, o el que usted sea su propietario, ha molestado a quien lo tomó prestado por lo que ignora el daño.

b. no se molesta indebidamente ya que lo ha escuchado tan a menudo que conoce su contenido y no necesita que esté en buenas condiciones.

c. discute el maltrato con el conocido y da a entender que espera su reposición.

d. está molesto, pero que el mundo lo sepa no le va a ayudar.

7. Va de compras con un amigo que desea llevarse el mismo artículo de ropa que usted ha elegido para llevar en una ocasión especial.

a. si su amigo lo desea tanto, usted olvidará el artículo porque él también le ha hecho muchos favores a usted.

b. discuten sobre el artículo y lanzan una moneda al aire para determinar quién lo adquirirá.

c. decide que la prenda no significa nada para usted y que va a encontrar algo mucho mejor.

d. decide no comprarlo si su amigo realmente lo desea ya que siempre podrá encontrar algo que le guste.

8. Un pariente le pidió que le llevara a alguna parte y en el camino se ven involucrados en un accidente. Aunque usted no tuvo la culpa el pariente le dice que le va a demandar. Usted:

a. se enoja bastante y discute con el pariente.

b. sabe que el pariente está molesto por el accidente y no desea realmente demandarlo ya que usted no se habría ofrecido a hacerle ese favor a una persona en la que detectara una tendencia a atacar por la espalda.

c. está muy dolido por la actitud del pariente y se niega a hablar sobre el tema.

d. informa al pariente que no tiene bases lógicas para demandarlo y que usted no será amenazado.

9. Durante un paseo pasa por un lugar especialmente hermoso. Se da cuenta de:

a. la belleza de la escena e intenta asimilarla lo más profundamente que pueda y al mismo tiempo se siente sobrecogido y agradecido por semejante belleza.

b. la manera en que la vista afecta a su estado de ánimo y eleva su espíritu.

c. si es susceptible de ser habitado y cómo se podría hacer sacándole las mejores ventajas.

d. la atmósfera y el colorido general de la escena.

10. En una fiesta su esposa o ser amado, que siempre ha sido fiel, pasa todo el tiempo bailando con otra persona, ignorándolo a usted.

a. es obvio que la otra persona no es el tipo de su pareja, así que no se molesta en absoluto.

b. sabiendo que nada puede privarlo de su lugar de pleno derecho, disfruta por su parte platicando y bailando con otras personas.

   c. comprende que su ser amado necesita atención y está intentando hacerle consciente de ello mediante su conducta.

   d. pierde el control y hace una escena.

11. Un nuevo vecino le acusa de haber tomado la tapadera de su bote de basura y por tanto su relación ha empezado mal. Más tarde, el vecino le hace un gran favor. Usted:

   a. decide que el vecino estaba molesto por algo que no tenía relación con la tapadera del bote de basura y ahora está tratando de enmendar las cosas.

   b. discute el incidente original y resuelve el conflicto.

   c. acepta al vecino tal como es en cada momento.

   d. encuentra difícil cambiar su opinión de él, aunque lo intenta.

12. Ha perdido el empleo y se da cuenta por los periódicos y revistas que sus habilidades ya no tienen demanda. Usted:

   a. persiste en buscar trabajo dentro de su campo ya que está muy bien capacitado.

   b. revisa sus capacidades y piensa en la forma de usarlas en algún empleo relacionado dentro del campo más solicitado.

   c. investiga las posibilidades de volverse a preparar en algo que le da ocasión de aprender nuevas habilidades.

   d. se da cuenta de que nada le es negado sin que vaya a ser sustituido por algo mejor, así que se aplica en conseguir un trabajo nuevo y mejor.

13. Está solo en un lugar poco familiar o en un día lluvioso y busca algo para leer. Sólo encuentra cuatro libros. Aunque ninguno le interesa *realmente*, revisa las portadas, lee parte de los libros y después elige el que le parece:

   a. que le da las enseñanzas que le convienen en este momento.

   b. que es capaz de darle una enseñanza en relación con los eventos futuros.

   c. que trata sobre escándalos relacionados con los asuntos de su gobierno.

   d. analiza los problemas de su país.

14. Su familia convoca una reunión, la cual cree usted que va a ser interrumpida por la presencia de ciertos parientes que se llevan muy mal entre sí. No está obligado a ir, pero le gustaría. Usted:

    a. asiste esperando ayudar a resolver las diferencias entre ellos.

    b. sabe que aunque usted no resuelva sus problemas su deseo de verlos reconciliados añadirá buena voluntad a la situación.

    c. está interesado en cosas más importantes que escuchar las discusiones ajenas, así que rechaza la invitación.

    d. siente en lo más profundo de su ser que no va a suceder tal enfrentamiento y asiste a la reunión para disfrutar de la compañía del resto de la familia.

15. Se le ha ocurrido una gran idea que ahorrará tiempo y dinero a su compañía. Lo discute con su superior antes de presentarlo formalmente por escrito y después se da cuenta que él se está apropiando de todo el crédito. Usted:

    a. se queja de la injusticia con su superior y si no recibe ninguna satisfacción la busca en las autoridades superiores.

    b. se pone furioso y discute con su superior sobre el tema.

    c. deja que las cosas sigan su curso ya que el éxito de la idea es más importante que el crédito personal.

    d. lo comenta con sus compañeros convenciéndolos de que se ha cometido una injusticia a fin de encontrar aliados para su causa.

Cuando haya terminado el perfil puede disponerse a ver los resultados. Encontrará cinco casillas para cada cuestión. Vea cuál es la apropiada y cuente el número de marcas de cada columna.

Respuestas

1 ______	6 ______	11 ______
2 ______	7 ______	12 ______
3 ______	8 ______	13 ______
4 ______	9 ______	14 ______
5 ______	10 ______	15 ______

Pregunta Nº	Pensamiento	Intuición	Sentimientos	Sensaciones	Centrado
1		a	b	d	c
2	d	c	a	b	
3	b	d	c	a	
4	a	b		c	d
5		c	b	d	a
6	c	a	d		b
7	d		a	b	c
8	d	b	c	a	
9	c	d	b		a
10	a	c		d	b
11	a	d	b	c	c
12	b		a	c	d
13	d	b		c	a
14	c	d	a		b
15	a		b	d	c
Total					

Utilizando la tabla siguiente compare los resultados del perfil original con los de éste último:

	Pensamiento Columna 1	Intuición Columna 2	Sentimientos Columna 3	Sensaciones Columna 4	Centrado Columna 5
Perfil de actitud 1					
Perfil de actitud 2					

Las diferencias entre los dos resultados le darán una idea del progreso que ha realizado en cuanto a estar centrado. Sin embargo, no espere grandes cambios tan pronto. En realidad, debe celebrar *cualquier* cambio en su patrón de respuestas ya que es muy difícil cambiar los hábitos, emociones y actitudes de toda una vida por otras de un nivel espiritual superior. Si ha puesto alguna marca en la columna de "centrado" o ha puesto marcas en varias columnas, es que está progresando y que está en camino de la integración, ya que las respuestas de centrado o que caen dentro de diferentes categorías indican que ya es capaz de funcionar en cualquier punto del diagrama de Jung y que ha logrado, al menos parcialmente, redondear su personalidad para que sea como sigue:

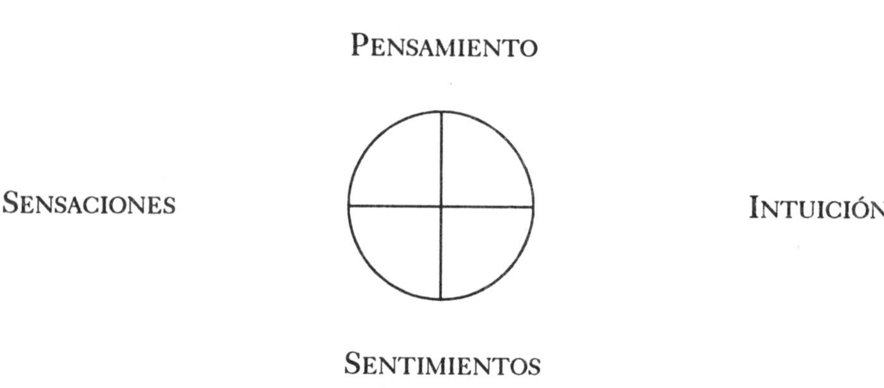

No retome el test si está insatisfecho con los resultados. En vez de eso, continúe trabajando en su auto desarrollo y, al cabo de unos seis meses o un año, haga el segundo perfil de actitud nuevamente. Usarlo demasiado a menudo destruye su efectividad ya que sabrá qué respuestas le darán el resultado deseado. Sin embargo, si se olvida del test no recordará las respuestas y sus resultados le proporcionarán un análisis válido de sus avances psicológicos.

Bien sean sus resultados satisfactorios o no, continúe con el programa de desarrollo. Este curso de estudio ha sido la introducción a un mundo centrado. Ha realizado un gran comienzo. Esta labor nunca se acaba. Todo lo que cualquiera de nosotros puede hacer es alcanzar etapas de crecimiento cada vez más altas, ampliando con ello el círculo personal hasta abarcar la ciudad, el pueblo, el país, el estado, la nación, todo el globo terráqueo y el Universo por completo. Sólo entonces seremos capaces de realizar totalmente el poder glorioso que se encuentra en nuestro interior y que vivirá eternamente: con amor, luz, paz y alegría.